清儒《黄帝内經》小學研究叢書

内經素問校證

〔清〕田晉蕃 撰
黄作陣 張 戬
楊東方 祝世峰 點校

北京科学技术出版社

圖書在版編目（CIP）數據

清儒《黃帝内經》小學研究叢書·内經素問校證/黃作陣，張戩，楊東方等點校. —北京：北京科學技術出版社，2017. 1

ISBN 978 – 7 – 5304 – 8701 – 3

Ⅰ. ①清… Ⅱ. ①黃…②張…③楊… Ⅲ. ①《素問》—注釋 Ⅳ. ①R221. 1

中國版本圖書館 CIP 數據核字（2016）第 255813號

清儒《黃帝内經》小學研究叢書·内經素問校證

作　　者：黃作陣　張　戩　楊東方　祝世峰
責任編輯：喻　峰　侍　偉
責任印製：張　良
出 版 人：曾慶宇
出版發行：北京科學技術出版社
社　　址：北京西直門南大街16號
郵政編碼：100035
電話傳真：0086–10–66135495（總編室）
0086–10–66113227（發行部）　0086–10–66161952（發行部傳真）
電子信箱：bjkj@bjkjpress.com
網　　址：www.bkydw.cn
經　　銷：新華書店
印　　刷：北京捷迅佳彩印刷有限公司
開　　本：787mm × 1092mm　1/16
字　　數：220千字
印　　張：20.25
版　　次：2017年1月第1版
印　　次：2017年1月第1次印刷

ISBN 978 – 7 – 5304 – 8701 – 3/R · 2194

定　　價：**345.00元**

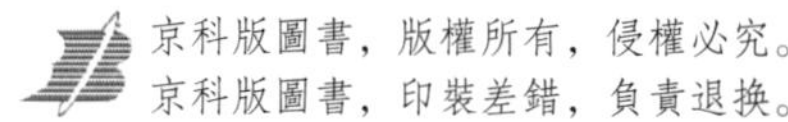

《清儒〈黄帝内經〉小學研究叢書》編纂委員會

序

《漢書·藝文志》載：「《黄帝内經》十八卷。」黄帝内經包括《素問》九卷，《靈樞》九卷，奠定中醫理論基礎，至今仍有效地指導中醫理論研究和臨床實踐。《黄帝内經》不僅是中醫的寶貴經典，也是中國傳統文化的經典著作。清代學術以「小學」著稱。「小學」包括今天的文字學、音韻學、訓詁學。清儒有關《黄帝内經》之研究重點，大致分爲兩個時期。第一個時期是《黄帝内經》古韻研究時期。從清初顧炎武（一六一三—一六八二）《音學五書》《日知録》開始，即對《黄帝内經》古韻進行分析研究。顧炎武認爲《黄帝内經》既有先秦古韻，也有漢代音韻特點，爲《黄帝内經》古音研究開通了道路，指明了方向。江慎修（一六八一—一七六二）、戴東原（一七二四—一七七七）、段玉裁（一七三五—一八一五）、王念孫（一七四四—一八三二）、江有誥（一七七三—一八五一）、朱駿聲（一七八八—一八五八）等大儒相繼研究古韻，为《素問》《靈樞》提供了不少頗有價值的押韻素材，經過約兩個世紀的艱苦努力，終於建立了上古音韻學。王念孫的古音二十二部，達到古音學考古派的學術頂峰，他研究《黄帝内經》古韻的代表作是《素問合韻譜》；江有誥研究《黄帝内經》的代表作是《素問韻讀》《靈樞韻讀》。清代古韻學家不約而同，都從《素問》《靈樞》裏搜尋出豐富的古韻押韻例证。王念孫的《素問合韻譜》，是他的《易林素問新語合韻譜》裏的一部分，他把《素問》的合韻特點與《易林》《新語》的合韻特點放在一起研究，反映王念孫把《素問》與西漢的《易林》《新語》視爲同一時期的作品，對我們研究《黄帝内經》成書時代具有重大啓發。我們把從清初顧炎武開始至道光、咸豐年間朱駿聲爲止的清儒《黄帝内經》研究稱爲《黄帝内經》古韻研究時期，這個時期的《黄帝内經》研究重點是其古韻。

清代古音學的建立，有力地推動了清代學術的繁榮與發展。這裏僅就《黄帝内經》而言，從道光、咸豐時期開始至清末約一個世紀的時間，清儒《黄帝内經》研究進入第二個時期，即以研究《黄帝内經》訓詁、校勘爲核心，這一時期出現了一批高水平的著作。

《清儒〈黄帝内經〉小學研究叢書》收集從顧炎武開始至清末諸儒研究《黄帝内經》的小學著作，包括如下諸書。

一、《清儒〈黄帝内經〉古韻研究簡史》。該書重點論述顧炎武、王念孫、江有誥、朱駿聲研究《黄帝内經》古韻的成就，全面收集和録入他們研究《黄帝内經》的資料，附論《黄帝内經》古韻研究之展望。

二、《〈黄帝内經〉傅山批注蕭延平校箋》。傅山（一六〇七—一六八四）是明末清初杰出的思想家、詩人、書法家、畫家，療效卓著的中醫學家，存世著作有《霜紅龕集》等。傅山尤精《黄帝内經》，反復批注，手批原件今存北京國家圖書館及北京大學圖書館。今過録有關經文及所有批注而考證之。近代中醫文獻學家蕭延平（一八六〇—一九三六）在傅山墨筆批注《黄帝内經》原頁上，再加批注，批注寫於紙條上，粘貼於有關經文所在頁。這些文獻資料極爲可貴。

三、《江氏音學十書·内經韻讀》。該書録入江有誥《素問韻讀》《靈樞韻讀》全文及江有誥《古韻總論》和他與段玉裁、王念孫往返書信。江有誥虽已六十七歲高齡，但虚心求教，從安徽歙縣到江蘇蘇州段玉裁枝園寓所拜師求教，研討古韻；玉裁時年七十有八，竭誠接待。王念孫於古音早有創見，但收到江有誥寄來著作，「既與尊書大畧相同，則鄙箸雖不刻可也。」（《唐韻四聲正·石臞先生復書》）乾嘉諸老交往事迹感人。夏炘《詩古韻表廿二部集説》雖無《黄帝内經》資料，却是考察顧炎武、江慎修、段玉裁、王念孫、江有誥五位古韻大師的韻部分合與變化的必讀之作，故本書亦收録之。

四、《内經素問校證》。該書係清田晋蕃校勘《素問》之作。約成書於光緒五年（一八七九）。本書依《素問》原編次序，選取有疑義的條文字句，對《素問》原文進行校勘。其形式是，先引録原文，次列諸家校注，再以「晋蕃按」提出自己的見解。本書出校記四百九十餘條，或證前人之非，或證前人之實，廣徵博引，精審不苟，於《素問》之學習、研究頗有裨益。

五、《清儒〈黄帝内經〉訓詁校勘文集》。該書收録以下著作：

（一）顧觀光（一七九九—一八六二）《素問校勘記》《靈樞校勘記》；

（二）張文虎（一八〇八—一八五五）《舒藝室續筆·内經素問》；

（三）胡澍（一八二五—一八七二）《素問校義》；

（四）陸懋修（一八一八—一八八六）《内經難字音義》；

（五）馮承熙《校餘偶識》；

（六）俞曲園（一八二一—一九〇七）《内經辨言》；

（七）孫詒讓（一八四八—一九〇八）《札迻·素問王冰注校》；

（八）于鬯（一八五四—一九一〇）《香草續校書》；

（九）鄭文焯（一八五六—一九一八）《醫故》。

鄭氏是文人從醫者，《醫故》是醫史著作，但其中多處涉及《黄帝内經》文獻研究，研究清代《黄帝内經》小學成就亦應予以關注。鄭文焯關於《傷寒論》的文獻考證多有失誤，章太炎駁正之，故將章太炎的《醫故眉批》一并收集録入，作爲附録。

本集共收入清代九位小學家的十部著作，清儒訓詁校勘《黄帝内經》的小學著作基本匯集於此。

黄宗羲（一六一〇—一六九五）説：「欲免俗儒需讀史。」閲讀清儒研究《黄帝内經》的小學歷史，可以增强民族自信、文化自信。

盛世修史，中醫事業已經出現燦爛的春天。在此，我們匯集力量，撰寫《清儒〈黄帝内經〉小學研究叢書》，迎接中醫事業的新發展。此叢書匯集了清儒關於《黄帝内經》的小學論述，屬於醫史文獻領域的語言學著作，對今天的《黄帝内經》教學、科研和中醫藥文化的深入發展，都具有積極意義。

錢超塵

二〇一六年十月八日

整理説明

一、作者生平

《内經素問校證》，清田晉蕃撰。晉蕃字杏邨，清代會稽（今浙江紹興）人，生平未詳。根據《紹興市志》、田晉蕃《山陰田氏建造宗祠碑記》、蔡元培《醫學叢書序》等對田晉蕃生平事蹟及學術思想進行考察，大略得知：田晉蕃生年不詳，卒年在一九〇三—一九〇八年之間；與同鄉傅崇黻、何炳元、裘慶元等試圖以西醫解剖、生理、病理、藥理等知識，闡釋中醫治病機理，提倡中西醫匯通，是中西醫匯通學派的先驅之一，其《中西醫辨》即是明證；田氏學識淵博，精通儒學、小學，與蔡元培交往密切，深受蔡氏敬佩。蔡元培《醫學叢書序》言：「田杏邨世丈精於醫而不營醫業，因得以悉力研求，一用清代漢學家法，廣學甄微，實事求是。其所著最浩博而有實用者，曰《醫稗》，仿鄭方坤《經稗》而作。……其他著述，如《素問校義》等，雖卷帙無多，而要皆精審不苟，可以傳後。」《序》中所稱《素問校義》，當即《内經素問校證》。蔡謂其《素問校義》「精審不苟，可以傳後」，足見其對本書評價相當高。

二、著作與版本

根據《中國中醫古籍總目》記載，田晉蕃有醫書七種（包括《内經素問校證》《醫經類纂》《醫稗》《名家雜鈔》《中西醫辨》《田晉蕃日記》《慎疾格言》），約成書於清光緒五年己卯（一八七九）至光緒十年甲申（一八八四），現存范行準棲芬室舊藏稿本，藏於中國中醫科學院圖書館。《内經素問校證》爲七種之一，約成書於清光緒五年（一八七九）。鈔寫於紅格稿紙，四册，一百八十二頁，每頁十行，每行二十一字，兩面，約七萬六千字。《全國中醫圖書聯合目録》（一九九一年版）與《中醫圖書聯合目録》（一九六一年版）記載相同。考查中國中醫科學院圖書館、中國國家圖書館、中國科學院圖書館等多家大型圖書館，《内經素問校證》僅存中國中醫科學院圖書館所藏一本。由此判斷，《内經素問校證》爲海内孤本。

三、「稿本」與「鈔本」、「校正」與「校證」辨疑

（一）「稿本」與「鈔本」

《中國醫籍大辭典》《中國中醫古籍總目》《中國醫籍通考》《全國中醫圖書聯合目

録》等皆認爲《内經素問校證》是「稿本」。但仔細查看鈔寫字跡，尤其是鈔寫中出現的明顯錯訛，我們認爲是「鈔本」可能性更大。理由是：

就其字跡看，本書一百八十二頁，鈔寫工整，字跡清晰，很少塗改，而稿本一般有較多塗改處；

就其體例看，比如「晉蕃按」，一般爲另起行，大字；但也有數條作夾行小注，與前後體例不一，不像作者一人所寫；

就本書鈔寫錯誤看，如《經籍訪古志》作者爲日本人澀江全善、森立之，原鈔作「澀江十善森□之」，顯係鈔寫者不辨手稿、又不知此二人而缺漏、錯誤，因爲作者不可能不知二位醫家之名；又如《難經·七難》「七」訛作「也」，《難經·四難》「經」寫作「冷」，一看就知鈔寫者爲外行；

就本書缺文看，本書有多處空格，如《風俗通》「風俗」二字空缺，《骨空論》「空」字空缺，這些空缺處并非漫漶不清，而是鈔寫者不識原稿字跡故意留空。

綜上所述，我們認爲本書是「鈔本」可能性更大而非「稿本」，而且鈔寫者應該是一個醫學修養不甚高的人。

（二）「校正」與「校證」

《内經素問校證》有詞典作《内經素問校正》者，如《中國醫籍大辭典》《中醫人名詞典》

等，究竟是「校正」還是「校證」呢？

這個答案本來是顯而易見的，因爲查檢原稿，正作「校證」。之所以出現錯誤，一是一般人未見原稿，二是不了解作者意旨，以致以訛傳訛，遂有此誤。要明白是「校正」還是「校證」，從本書校勘内容即可得知。

本書校勘内容主要有二。一是田晉蕃本人對《素問》的校勘。如《上古天真論篇第一》：「人將失之耶？」田晉蕃按：唐孫思邈《備急千金要方》作「將人失之耶」。二是田晉蕃對前賢《素問》校勘的評斷，一般先列前賢校勘，再以「晉蕃按」評價。如《上古天真論篇第一》：「其民故曰朴。」先列舉前賢校勘：林校曰：「別本『曰』作『日』。」胡氏澍《素問校義》曰：「『曰』字義不可通，別本作『日』是也。日，與《孟子·盡心》篇『民日遷義』之『日』同義，言其民故日以朴也。」再以「晉蕃按」作評斷：古人「日」「曰」二字同一書法，唐《石經》猶然。臧氏琳《經義雜記》曰：「唐《石經》『日』字皆作『曰』，惟上畫滿爲『日』，上畫不滿象氣出口爲『曰』。《釋文》遇二字可疑者加音切以别之。」

由此可知，是書名「校證」，是因爲本書主要工作一是校，二是證，故爲「校證」。若爲「校正」，則是「校勘改正」之意，不合本書體例。

四、本次整理

本書現存版本是中國中醫科學院圖書館所藏范行準棲芬室舊藏稿本，爲海内孤本。本次即以此本爲底本進行整理，具體工作如下：㈠原書爲稿本，今重新録入，改爲排印本；㈡原書有小字夾注，今仍其舊，將作者舊注以小字排列；㈢原書「晉蕃按」一般爲另起行，大字；有爲數不多的幾條作小字。今爲格式一致，一律另起行，以小四號字排列；㈣原書没有句讀，今加上現代標點；㈤原書中之通假字、古今字，一仍其舊；異體字一般依原字録入；㈥原書中的缺文，不知所缺何字，可確知其空缺字數的，用空缺號□表示，一個□表示缺漏一字；不能確知其空缺字數的，用虚缺號〼表示；㈦原文不識之字，亦以□號標識；㈧凡原書中避康熙帝愛新覺羅・玄燁諱改「玄」爲「元」的，或因避「玄」字作小注「廟諱」二字的，爲閱讀方便，徑改爲「玄」；㈨原書没有目録，不分卷，不便檢閲；今按照本書《素問》次序及校勘次序，編排目録；㈩原書徵引豐富，爲了便於讀者核實原文，書後編寫「引書目録」，供讀者參考；⑪本書除寫有《整理説明》外，另撰《田晉蕃小考》《〈内經素問校證〉校勘方法與成就》二篇論文，就田晉蕃生平事蹟、本書的校勘方法與主要成就等進行較爲深入的研究，附於書後，以便讀者以此爲基礎作進一步研究；⑫本書另附手稿本影印件，便於讀者窺其原貌，互爲參照。

此次整理本書，旨在提供讀者研究内經之基本參考資料，不在全面校勘，但由於本書引證前人著作甚多，難免有挂一漏萬；又據本人考證，此書實非原作者稿本，而是他人鈔本，故低級錯誤甚多。爲免讀者以訛傳訛，故對本書明顯錯誤予以改正（校勘《素問》原文及王冰注、林億新校正，以一九五六年人民衛生出版社影印明顧從德本《素問》爲校本；校勘本書所引經史子集、《素問》校勘著作、文字音韻訓詁學著作以本書所引著作之通行本爲校本），改正内容簡述如下。

1 改。凡底本明顯錯字，予以改正。如：《上古天真論篇第一》「太衝脉盛」句下「俞氏樾《讀書餘録》曰：漢人書『太』字或作『伏』，漢太尉公墓中畫象有『伏尉公』字」。按：二「伏」字，原作「伏」，據《讀書餘録》改。

《四氣調神大論篇第二》「晉蕃按：唐胡愔《黄庭内景五臟六腑圖説》作『夏爲寒變』，與《素問》同」。按：愔，原作「悟」，據《黄庭内景五臟六腑圖説》改。同篇「使志若伏若匿」句下「《白虎通》不周風至，蟄蟲匿」。按：風，原作「凰」，據《白虎通》改。

《生氣通天論篇第三》「其氣九州九竅」句下「《六節臟象論》與此同誤」。按：象，原作「泉」，據今本《素問》及《讀書餘録》改。同篇「汗出偏沮」句下「丹波元簡《素問識》以爲《千金》作『袒』，又《養生門》云：凡大汗勿偏脱衣，喜得偏風，半身不遂，作袒似是」。按：衣，原訛作「文」，據《素問識》改。

《玉版論要篇第十五》「容色見上下左右，各在其要」句下「王注曰『容色者，他氣也，如肝木部内見赤、黄、白、黑色皆爲他氣也』」。按：二「他」字原作「化」，據《素問》王冰注改。

《脉要精微論篇第十七》「以春應中規」句下「《青藤山人路史》引《漢書・魏相傳》」。按：傳，原作「疏」，據《漢書》改。

《平人氣象論篇第十八》「太陽脉至洪大以長」句下「《難經・七難》」。按：七，原作「也」，據《癸巳類稿》改。

《八正神明論篇第二十六》「故曰：瀉必用方」句下「《靈樞・官能》篇而作乃」。按：能，原作「官」，據《靈樞》篇名及内容改。

《氣厥論篇第三十七》「善食而瘦入」句下「《骨空論》易髓無空，王注：易，亦也。二字王氏蓋互訓」。按：亦，原作「赤」，據《素問・骨空論》王注改。

2 補。凡底本明顯空缺字，予以補充。例如：

《生氣通天論篇第三》「高粱之變」句下「《腹中論》夫子數言熱中消中」。按：夫，原爲缺文，據今本《素問》補。

《陰陽應象大論篇第五》「能冬不能夏」句下「《釋音》：能，奴代切」。按：代，原無，據《素問釋音》補。同篇「病之形能也」句下「王於此篇『能』字無注，於《風論》『及其病能』則注曰」。按：風，原爲缺文，據《素問・風論篇》補。

《陰陽别論篇第七》「陰搏陽别」句下「顧氏觀光《校勘記》曰」。按：光，原爲缺文，據《素問校勘記》補。

《五臟生成篇第十》「徇蒙招尤」句下「《骨空論》「揄臂齊肘」」。按：空，原爲缺文，據今本《素問》補。

《熱論篇第三十一》「譫言」下「林校據全元起云」。按：林，原爲缺文，據上下文例補。

《鍼解篇第五十四》「陰氣隆至」句下「《史記·司馬相如傳》」。按：如，原脱，據《史記》及引文補。

《水熱穴論篇第六十一》「以越諸陽之熱逆也」句下「於頭上五行獨言越者」。按：行，原脱，據今本《素問》本篇補。

3 删。凡底本明顯衍文，予以删除。例如：

《陰陽應象大論篇第五》「氣味辛甘發散爲陽」句下「云氣味者，涉上一句少火生氣之氣字而衍」。按：涉下原衍一「涉」字，據文意删。

《陰陽别論篇第七》「陰陽結斜」句下「《玉機真臟論》云：「别於陽者，知病從來」」。按：於下原衍「陰」字，據《素問·玉機真臟論》删。

《著至教論篇第七十五》「誦而頗能解」句下「别而未能明」。按：能字下原衍一「能」字，據今本《素問》删。

4 乙正。凡底本明顯前後顛倒之字，予以乙正。例如：《厥論篇第四十五》「陽氣盛於上」句下「新校正似是而卻非」。按：似是，原作「是似」，據《素問識》乙正。

五、致謝

本書在整理研究過程中，北京中醫藥大學人文系張戩老師、楊東方老師做了大量整理研究工作。博士生楊必安、肖曄，碩士生祝世峰、武亮周、王兆、李曉宇、胡頔、鄭慧杰、錢月、楊舒佳同學做了大量録入、校勘文本的工作，在此一并致謝。

黄作陣

二〇一六年五月

目録

風論篇第四十二

痹論篇第四十三

上古天真論篇第一

其民故曰朴

林校曰：别本「曰」作「日」。胡氏澍《素問校義》曰：「曰」字義不可通，别本作「日」是也。「日」，與《孟子·盡心》篇「民日遷義」之「日」同義，言其民故日以朴也。

晉蕃按：古人「日」「曰」二字同一書法，唐石經猶然。臧氏琳《經義雜記》曰：「唐石經『日』字皆作『曰』，惟上畫滿爲『日』，上畫不滿象氣出口爲『曰』。《釋文》遇二字可疑者加音切以别之。」

人將失之耶

唐孫思邈《備急千金要方》作「將人失之耶」。

晉蕃按：此兩句與下文「材力盡耶？將天數然也」句法一例《釋文·序例》云：「邪、也弗殊」，言「邪」與「也」古字通，宜從《千金方》乙轉爲是。胡澍《校義》亦謂當作「將人失之耶」。

年半百而動作皆衰者

《經籍訪古志》鈔宋本《内經》「半」上有「至」字，與《太素》《千金》同。

食飲有節，起居有常

新校正云：全元起注本云：「飲食有常節，起居有常度。」俞氏樾《讀書餘録》曰：《經》文本作「食飲有節，起居有度」，故釋之曰「有常節」「有常度」。若如今本，則與全氏注不合矣。且上文云：「法於陰陽，和於術數」，此文「度」字本與「數」字爲韻。今作「有常」，則失其韻矣。

晉蕃按：《千金方》二十七引作「飲食有常節，起居有常度」，蓋《經》文本如是，傳寫者奪去二字。

以欲竭其精，以耗散其真 宋·張君房《雲笈七籤》三十二引「耗」作「好」

新校正云：《甲乙經》「耗」作「好」。《讀書餘録》曰：作「好」者是也。「好」與「欲」義相近。《孟子·離婁》篇「所欲有甚於生者」，《中論·夭壽》篇作「所好」。《荀子·不苟篇》「欲利而不爲所非」，《韓詩外傳》作「好利」。是「好」即「欲」也。「以欲竭其精，以好散其真」兩句文異而義同。今作「以耗散其真」，則語意不倫矣。王注曰：「樂色曰欲，輕用曰耗」，是其據本已誤也。

不時御神

新校正云：按别本「時」作「解」。《校義》曰：「時」字是，「解」字非也。時，善也。「不時御神」，謂「不善御神也」。《小雅·頍弁》篇「爾殽既時」，《毛傳》「時，善也」。《廣雅》同。

晉蕃按：「時」之爲「善」，王氏引之《經義述聞》三十一詳言之，「時」「善」，一聲之轉。

夫上古聖人之教下也，皆謂之

新校正云：按全元起注本云：「上古聖人之教也，下皆爲之。」《太素》《千金》同。《校義》曰：下皆爲之，言下皆化之也。《書·梓材》「厥亂爲民」，《論衡·效力》篇引作「厥率化民」，是「爲」即「化」也。作「謂」者，「爲」之借字。王氏誤以「謂」爲「告謂」之「謂」，乃升「下」字於上句「也」字之上，失其指矣。

太衝脉盛

新校正云：按全元起注本及《太素》《甲乙經》俱作「伏衝」，下「太衝」同。俞氏樾《讀書餘録》曰：漢人書「太」字或作「伏」，漢太尉公墓中畫象有「伏尉公」字。《隸續》云：字書有「伏」字，與「大」同音。此碑所云「伏尉公」，蓋是用「伏」爲「大」，即「太尉公」也。然則全本及《太素》《甲乙經》當作「伏衝」，即太衝也。後人不識「伏」字，加點作「伏」，遂成異字。

晉蕃按：《靈樞·百病始生》篇亦作「伏衝」。《太素》同。《履齋示兒編》云：「伏近伏，畫之相近而譌也。」

真牙

夏氏味堂《拾雅》曰：《儀禮・既夕禮》「實貝柱右齻左齻」，《素問・上古天真論》「故真牙生而長極」，蓋「真」與「齻」通。

晉蕃按：《周禮・典瑞》注「柱左右顛」，《釋文》曰：「顛，《儀禮》作齻。」《説文》無「齻」字，「顛」即「齻」也。《經》作「真」，殆「顛」之爛文。

髮長極，身體盛壯

晉蕃按：「髮」字疑衍。詳王注「身體盛壯長極於斯」，「長極」指身體言也。上文言「長極」，此言「長極盛壯」，意本相生，與《釋名》「長，萇也，言體萇也」義合。下文「丈夫四八，筋骨隆盛，肌肉滿壯」，亦不言「髮」，殆傳寫者誤複一「長」字。後人以「長」「髮」同義「肆」從「長」，或從「髟」，遂改爲「髮」耳，其實王注所據之本無「髮」字也。

恬淡虛無

《釋音》「惔」作「憺」。

胡氏澍《校義》：元熊宗立本、明《道藏》本「惔」均作「憺」。《釋音》作「恬憺」，則宋本本作「恬憺」。《陰陽應象大論》「樂恬憺之能」，《移精變氣論》「此恬憺之世」，亦并作「恬憺」。

晉蕃按：「惔」爲「倓」之假借字。《一切經音義》六引《字書》「憺或作倓」，故「憺」可作「惔」。

筋骨解墮

陸氏懋修《素問音義》曰：「解」與「懈」通。「懈」，解也，骨節解緩也。「墮」與「惰」通。《大戴禮·盛德》篇「小者偷墮」，「墮」，解墮也。《禮·月令》：「季秋行春令，則民解惰。」

晉蕃按：《靈樞·癲狂》篇「骨酸體重，懈惰不能動」，正作「懈惰」。

故能壽敝天地

晉蕃按：「敝」亦可作「蔽」。《史記·龜策列傳》：「壽蔽天地，莫知其極。」

幼而徇齊

《孔子家語》《大戴禮》「徇齊」并作「叡齊」。

晉蕃按：《戰國策》「中國者，聰明睿智之所居也」，《史記·趙世家》作「徇智」。「叡」與「睿」同。「睿」可作「徇」，故「徇」可作「叡」。元黄溍《日損齋筆記》曰：「《史記》『黄帝幼而徇齊』，《家語》《大戴記》并作『叡齊』。司馬貞曰：『徇，亦作濬。』蓋以『徇』與『濬』音相近、『濬』與『叡』文相近而言也。」又曰：「『濬』當讀爲『迅』，則又因裴駰訓『徇』爲『疾』，而以『迅』爲『疾』，義相近而言也。」

二七而天癸至

《甲乙經》六「癸」作「水」。顧氏觀光《校勘記》曰：「天癸」當是「陰精」，故《甲乙經》作「天水」，若指爲「血」，則與下「目」字句複矣。

齒更髮長

《釋音》「齒更」二字倒。

晉蕃按：與「髮長」相對爲文，《釋音》作「更齒」誤。

視聽八達之外

宋本、元槧本、《御定佩文韻府》四十三引「達」俱作「遠」。

晉蕃按：詳王注「遠際八荒之外」作「遠」，是。「八遠」即《淮南子》之「八殥」。《淮南·墬形訓》「九州之外乃有八殥」，注：「殥，猶遠也。」

四氣調神大論篇第二

夏爲寒變

巢氏《諸病源候》作「夏變爲寒」。

晉蕃按：唐·胡愔《黄庭内景五藏六府圖説》作「夏爲寒變」，與《素問》同。

雲霧不精

日本丹波元簡《素問識》：「精」「晴」同。

晉蕃按：《史記·天官書》「天精而見景星」，《漢書》作「天暒」。段氏玉裁曰：「古殅、暒、精，皆今之晴。」

心氣内洞

《删繁論》《外台》引作「心氣内消」。

晉蕃按：王注：「爍熱内消，故心中空也」，義亦相通。

腎氣獨沈

皇甫謐《甲乙經》「獨沈」作「濁沈」。新校正云：《太素》作「沈濁」。

晉蕃按：俞氏樾《讀書餘録》：「『獨』當爲『濁』字之誤也。腎氣言『濁』，猶上文肺氣言『焦』矣。新校正云：『獨沉，《太素》作沉濁。』其文雖倒，而字正作『濁』，可據以訂正今本『獨』字之誤。」

藏德不止

新校正云：按别本「止」一作「上」。張宛鄰曰：作「止」非。

廣步於庭

巢氏《諸病源候》作「闊步於庭」。

晉蕃按：《廣雅》：「闊，廣也。」「廣」「闊」義同。隨杜臺卿《玉燭寶典》：「勞刑趨步以發陰陽之氣。」

無厭於日

梁氏章鉅《古格言》注曰：「厭」字似當讀入聲。「無厭於日」，言不在日光之後，以「冬三月必待日光」之語證之，其意自明。

晉蕃按：「厭」爲「魘」之正字。《西山經》：「翼望之山鳥名鵸鵌，服之使人不厭。」郭注：「不厭夢也。」《説文》：「寐，寐而厭也。」「無厭於日」，蓋申言上文之早起，梁注意雖是而文不辭。

則菀稾不榮

楊上善《太素》注：「菀稾」當作「宛稾」。宛，痿死；稾，枯也。

晉蕃按：《藝文類聚·治政部》引《淮南》「松柏箘露宛而夏槁」爲楊注之以本，但既云宛稾，又云不榮，語意重複。《説文》：「菀，茈菀」《本草經》作「紫菀」，「稾，稈也」，「稈，禾莖也」，爲「菀稾」字之本訓。《爾雅》：「草爲之榮。」蓋上言木之多死，此言草之不榮也，若王注「稾木蘊積」之解，更失之迂曲矣。

萬物命故不施

晉蕃按：「施」即《管子·地員》篇「鳥獸安施」之「施」，尹注云「施謂有以爲生」，與王注同義。

道者，聖人行之，愚者佩之

元李治《古今黈》：佩，背也，古字通用。果能佩服於道，是亦聖人之徒也，安得謂之愚哉？俞氏樾《讀書餘録》：「佩」當爲「倍」。《釋名·釋衣服》曰：「佩，倍也。」《荀子·大略篇》「一佩易之」，楊倞注曰：「佩或爲倍。」是「佩」與「倍」聲近義通，「佩」猶「背」也。《昭二十六年左傳》「倍奸齊盟」，《孟子·滕文公》篇「師死而遂倍之」，「倍」并與「背」同。「聖人行之，愚者佩之」，謂聖人行道而愚民倍道也。下文云「從陰陽則生，逆之則死，從之則治，逆之則亂」，曰「從」，曰「逆」，正分承「聖人」「愚者」而言，行之故從，倍之故逆也。王注泥本字爲説，未達假借之旨。

肺氣焦滿

新校正云：「焦滿」，全元起本作「進滿」，《甲乙》《太素》作「焦滿」日本鈔《太素》作「漏」。如與《素問》同作「焦滿」，何所取以校《素問》字。

胡氏澍《校義》曰：全本作「進」，乃形似之訛。

晉蕃按："滿"當從《太素》作"漏"《意林》引《吕氏春秋》"水泉東流日夜不休，上不竭下不滿"，"漏"訛爲"滿"，古多有之。《淮南·本經》篇"鴻水漏，九州乾"，王氏引之曰："謂鴻水涸也。""漏"與"乾"同義，故曰"焦漏"。

使志若伏若匿

《太素》"若伏若匿"作"若伏匿"，熊本、藏本"若匿"作"若匪"，注云："今詳『匪』字當作『匿』。"胡氏澍《校義》曰：高誘注《吕氏春秋·人》篇曰："匿猶伏也。"《經》以"匿"與"伏"并舉，又與"意""得"相韻意，古或讀若億。晉蕃按："匿"與"意"爲韻，如《韓非子·外儲説右上》"而有知見也，人且匿女；而無知見也，人且意女"是也，其爲"匿"字無疑。王注《生氣通天論》引此亦作"匿"，尤其明證也。作"匪"者乃北宋以後之誤本。何以明之？"匿"與"匪"草書相似，故"匿"誤爲"匪"，一也；宋本正作"匿"，《生氣通天論》注引同，則"今詳『匪』字當作『匿』"之注，其非王注可知，二也；今詳上無"新校正"三字，又非林校可知，三也。蓋南宋時有此作"匪"之本，讀者旁記"今詳匪當作匿"七字，傳寫錯入注内，而熊本、藏本遂并沿其誤耳。

晉蕃按：古人"伏""匿"并舉者，《韓詩外傳》"大人出，小子匿；聖者起，賢者伏"，《易林》"小畜之姤，蒼龍隱伏，麟鳳遠匿"，"隨之歸妹，明德隱伏，麟鳳遠匿"，"離之涣，日入明匿，陽晶隱伏」，《白虎通》「不周風至，蟄蟲匿；廣莫風至，則萬物伏」皆是，證《經》文是「匿」非「匪」。「若伏」與「若匿」相對爲文，猶下文「若有私意」與「若已有得」相對爲文。楊本作「若匿伏」，蓋奪去一「若」字，唐王燾《外臺秘要》亦作「若伏若匿」。

故身無奇病

胡氏澍《校義》：「奇」當爲「苛」，字形相似而誤。苛亦病也，古人自有複語耳。《吕氏春秋·審時》篇「身無苛殃」，高誘曰：「苛，病。」《至真要大論》曰：「夫陰陽之氣清浄則生化治，動則苛疾起。」《管子·小問》篇曰：「除君苛疾。」「苛疾」即苛病疾與病析言則異，渾言則通。下文「故陰陽四時者，萬物之終始也，死生之本也，逆之則災害生，從之則苛疾不起，是謂得道」，上承此文而言則「奇病」之當作「苛病」明矣。「苛疾」與「災害」對舉，則「苛」亦爲「病」明矣。王注於本篇之「苛疾」曰「苛者，重也」，於《至真要大論》之「苛疾」曰「苛，重也」，不知此所謂「苛疾」與《生氣通天論》「雖有大風苛毒」、《六元正紀大論》「暴過不生，苛疾不起」之「苛」異義《六元正紀大論》注：「苛，重也」。彼以「苛毒」與「大風」相對，與「暴過」相對，此則「苛疾」與「災害」相對，與「生紀」相對，文變而義自殊。

天氣，清浄光明者也

日本鈔《太素·順養》篇「浄」作「静」。

晉蕃按：《詩·閟宫》傳「侐，清浄也」，《釋文》作「清静」，陳氏奂曰：「當作『静』。」蓋謂「清浄」字當作「静」也。孫氏志祖《家語疏證》云：「經傳無『浄』字，梵典始用之。」

則上應白露不下

《太素》「白」作「甘」楊上善曰：「言白露者，恐後代字誤也」，下文「交通」二字連此讀。

晉蕃按：《説文》「甘，从口含一」，與「白」字形相涉而致譌。下文「交通」二字應連此讀。古讀「通」若「湯」，與「明」爲韻《楚辭·卜居》「通」與「明」韻。《經》言「雲霧不晴，則上應白露不下交通」者，《爾雅》所謂「地氣發，天不應白霧」也并見《説文》暨《五經文字》。「不下交通」即「天不應」之義。

天明則日月不明，邪害空竅

《太素》「天明」作「上下」。

晉蕃按：《太素》作「上下」是也。上文「藏德不上，故不下也」，此承上文而反言以明之，故云「上下則日月不明，即邪害空竅」。若如王本上文言「天氣，清淨光明者也」，此言「天明則日月不明，即邪害空竅」，義不相背乎？「天明」字殆涉上下文而誤。

藏德不止

鈔《太素·順養》篇「止」作「上」。林校曰：別本「止」一作「上」。

鬬而鑄錐

鈔《太素·順養》篇、《繹史》五引「錐」并作「兵」。

使氣亟奪

俞氏樾《讀書餘録》曰：「奪」即今「脱」字，王注以「迫奪」説之，非是。

晋蕃按：錢氏大昕《養新録》曰：「『奪』本『脱失』之正字，後人錯作『攘奪』之義，而正義轉隱矣。」王氏於《腹中論》「勿動亟奪」，注云「奪，去也」，於《通評虚實論》「精氣奪則虚」，注云「奪謂精氣减少，如奪去也」，皆從「奪」之正訓，此獨用「奪」之借義，既非古訓，亦失《經》旨。

生氣通天論篇第三

煩則喘喝

張宛鄰《釋義》：「喝」，疑「渴」之訛。

晋蕃按：《説文》：「喝，漱也。」「漱」爲「渴」之本字，是「喝」正作「渴」解，非誤也。《瘧論》「外内皆熱則喘而渴」，直作「喘渴」。

魄汗 二字亦見《陰陽別論》

《素問識》：「魄」「白」古通。《禮記・内則》「白膜」作「魄膜」。《淮南・修務訓》：「奉一爵酒，不知於色，挈一石之尊，則白汗交流。」《戰國策》鮑彪注：「白汗，不緣暑而汗也。」

晉蕃按：《爾雅》：「魄，間也。」「孔」「魄」《爾雅》同訓爲「間」《説文》：「間，隙也」。魄汗者，孔開汗泄之謂，爲下句「穴俞以閉」之對文，與《經脉別論》「發爲白汗」異義。

陽密乃固

巢氏《諸病源候論》作「陰密陽固」。丹波元簡曰：考下文「陽强不能密，陰氣乃絶」，巢《源》誤。

痎瘧

痎，《千金》作「瘖」。

氣骨以精

宋本作「骨氣」。

欲如運樞

《太素》「欲」上有「志」字，「運」作「連」。新校正云：按全元起本作「連樞」。

晉蕃按：楊上善注：「連，數也，樞，動也。和氣行身，因傷寒氣則志欲不定，數動不住。」張氏文虎《舒藝室續筆》謂「欲如運樞，乃言病狀」，與楊義闇合。惟當時未見《太素》而泥於全注，并疑「欲」字之誤。當依《太素》「欲」上補「志」字，「志欲」與下「起居」相對爲文，蓋傳寫者失之。

精神乃央

新校正云：按此論味過所傷，難作精神久長之解。「央」乃「殃」也，古文通用。

晉蕃按：「央」「殃」字通。《吴仲山碑》「而遭禍央」，《無極山碑》「爲民來福除央」，「殃」俱作「央」。「殃」猶病也，《國語·晉語》「今以梗陽之賄殃之」注。「精神乃央」，猶言精神乃病也。俞氏《讀書餘録》據《楚辭》王逸注，以爲「央，盡也」，不知人至精神乃盡，已無生理。此文與上四節不過言五味所傷，訓「央」爲「盡」，於《經》義未合。

秋傷於濕

喻嘉言《醫門法律》作「秋傷於燥」。汪謝城曰：秋傷於濕，與《詩》「暵其濕矣」之「濕」同，據《説文》爲「𣊥」字之假借，非若「水流濕」之「濕」也。喻氏改「濕」爲「燥」，字雖非而義自不悖。

晉蕃按：《痺論》「或燥或濕」，鈔宋本無「或燥」二字，正以「濕」「燥」義相混而誤衍也。王氏引之《經義述聞》三十二云：「借濕爲𣊥，而解者誤以爲潤濕之濕。」

形乃困薄

晉蕃按：顧氏炎武《唐韻正》引此文「薄，讀旁故反」。《管子·内業》篇「思之而不捨，内困外薄」讀與此同。房元齡注：「五藏困於内，形骸薄於外也。」

故聖人傳精神

俞氏樾《讀書餘録》曰：王注曰：「夫精神可傳，惟聖人得道者乃能爾」。按王注非也。「傳」讀爲「摶」，聚也。摶聚其精神，即《上古天真論》所謂「精神不散」也。《管子·内業》篇「摶氣如神，萬物備存」，尹知章注「摶，謂結聚也」，與此文語意相近。作「傳」者，古字通用。

晉蕃按：《徵四失論》「所以不十全者，精神不專」，則此「傳」字當讀爲「專」，猶言精神專一也。《論語》《釋文》引鄭注「魯讀『傳』爲『專』」是其例。俞讀爲「摶」，「摶」即「專」字。《索隱》云：「『摶』，古『專』字。古書多以『摶』爲『專』。」王氏念孫《讀書雜志》於《管子·立政》篇詳言之。

陽氣者，煩勞則張，精絶

俞氏樾《讀書餘録》曰：「張」字上奪「筋」字，「筋張」「精絶」兩文相對，今奪「筋」字則義不明。王注曰：「筋脉䐜張，精氣竭絶」，是其所據本未奪也。

晉蕃按：「張」即「脹」也。《左氏·成公十年傳》「將食，張，如廁」《玉篇·肉部》引作「脹」，《淮南·繆稱訓》「大戟去水，亭歷愈張」，古皆作「張」。

其氣九州九竅

俞氏樾《讀書餘録》曰：「九竅」與「九州」初不相應，如王氏説，將耳目口鼻各應一州，能晰言之乎？今按：「九竅」二字實爲衍文，「九州」即「九竅」也。《爾雅·釋獸》篇「白州驠」，郭注曰：「州，竅。」《北山經》「倫山有獸如麋，其川在尾上」，郭注曰：「川，竅也。」「川」即「州」字之誤晉蕃按：畢氏沅《山海經新校正》云：「川當作州」。是古謂「竅」爲「州」。此云「九州」，不必更言「九竅」，「九竅」二字疑即古注之誤入正文者。味王注云云，似舊有「九州，九竅也」之説，而王氏申説之如此，此即可推其致誤之由矣。《六節藏象論》與此同誤王注於《六節藏象論》引《靈樞·邪客》篇「地有九州、人有九竅」之文，此致誤之由也，然云「其氣九州九竅」，則於義難通矣。

晉蕃按：州，《説文》古文作「𡿧」，古布作「𡿧」「𡿧」。「州」之爲「竅」，義取象形，「九竅」二字必原注其旁以釋「九州」者。

汗出偏沮

新校正云：「沮」，《千金》作「祖」，全元起本作「恒」。胡氏澍《校義》云：《一切經音義》卷十引《倉頡篇》曰「沮，漸也」，《廣雅》曰「沮、潤、漸、洳，濕也」，《魏風》「彼汾沮洳」，「其漸洳者」，《王制》「山川沮澤」，何氏《隱義》曰「沮澤，下濕地也」，是「沮」爲潤濕之象。《經》文本作「沮」字無疑。孫本作「祖」，乃偏旁之訛《説文》古文「示」作「巛」，與篆書「巛」字相似，故「沮」誤爲「祖」，全本作「恒」，則全體俱誤矣「沮」之左畔訛從「心」，《小雅·采薇》正義引鄭氏《易》注所謂「古書篆作立心，與水相近」者也，其右畔訛作「亙」，「亙」與「且」今字亦相近，故合訛而爲「恒」。晉蕃按：王注謂偏汗出而濕潤，人豈有偏汗出而不濕者，沮字不贅設乎？丹波元簡《素問識》以爲《千金》作「祖」，又《養生門》云：「凡大汗勿偏脱衣，喜得偏風，半身不遂」，作「祖」似是。按：祖，脱衣見體也見《爾雅·釋訓》注。汗出而脱衣見體，豈有不致病者，故下文云「使人偏枯」，與《千金·養生》門之言正合，且與下兩節「汗出見濕」「勞汗當風」文義一律，若作「汗出偏沮」，是但言汗之病形，與下兩節義相違異矣。日本古書於醫方尤夥，所引《千金方》定可據也黄氏丕烈《嚴本儀禮校録》云：李本作「祖」，此「祖」訛爲「祖」，形涉而誤。林□引《千金方》作「祖」，爲「祖」之誤文無疑。「祖」本字作「但」，而經傳皆以「祖」爲之。

晉蕃又按：《五藏生成篇》「卧出而風吹之，血凝於膚者爲痹」，《太素》楊上善注「出不覆衣也」，即「汗出偏袒，□人偏枯」之一證。

春必温病

胡氏澍《校義》曰：「春必温病」，於文不順，寫者誤倒也，當從《陰陽應象大論》作「春必病温」宋本亦誤作「温病」，今從熊本、藏本乙正。《金匱真言論》曰「故藏於精者，春不病温」，《玉版論要》曰「病温虚甚死」，《平人氣象論》曰「先夏至日者爲病温」，《評熱病論》曰「有病温者，汗出輒復熱」，皆作「病温」。

晉蕃按：顧氏炎武《唐韻正》謂「病，古音平漾反」，引此文作「春必温病」，與下文「更傷五藏」爲韻，然則《經》作「温病」，特古人之倒文協韻耳。

日中而陽氣隆

《靈樞·營衛生會》篇「日中而陽隴」，「隆」作「隴」。

晉蕃按：元·李治《古今黈》云：「《列子·湯問》『自此冀之南漢之北無隴斷焉』，《孟子・公孫丑》篇『有賤丈夫焉必求龍斷而登之』，丁云：『按龍與隆聲相近，隆，高也，蓋古人之言耳，如胥、須之類是也。』」「隴」之與「隆」，文異義同。

足生大丁

陸氏懋修《素問音義》：足生大丁，謂高梁厚味足以致疔毒之大，王注謂「丁生於足」，林校謂「饒生大丁」，皆失之。

俞氏樾《讀書餘録》云：「足」疑「是」字之誤。上云「乃生痤疿」，此云「是生大丁」，語意一律，「是」誤爲「足」，於是語詞而釋以實義，遂滋曲説矣。胡氏澍《校義》：「足」當作「是」《荀子・禮論篇》「不法禮，不是禮，謂之無方之民；法禮是禮，謂之有方之士」，今本「是」并訛作「足」。「是」猶「則」也《爾雅》：「是，則也。」，「是」爲「法則」之「則」，故又爲「語辭」之「則」。《大戴禮・王言》篇「教定是正矣」，《家語・□□□》篇作「正教定，則本正矣」，《鄭語》「若更君而周訓之，是易取也」，韋昭曰：「更以君道導之，則易取。」言膏粱之變，則生大丁也。

高粱之變

王注：高，膏也。粱，粱也。顧氏觀光《校勘記》曰：六書假借之例。

晉蕃按：《通評虚實論》「肥貴人則高粱之疾也」，《腹中論》「夫子數言熱中消中，不可服高粱芳草石藥」，并作「高粱」。焦氏循《易通釋》謂：「高即膏之借，《素問》『高粱』即『膏粱』，『膏』從『高』聲，得相通也。」《論語》「山粱雌雉」，鄭云：「孔子山行，見雉食粱粟也。」陸德明《音義》引之，知「粱」「粱」古通。

陰者藏精而起亟也

鈔《太素·調陰陽》篇「起亟」作「極起」。

晉蕃按：《易·説卦》「爲亟心」，《釋文》：「亟」，荀作「極」，云中也。此「亟」字亦當作「極」，訓「中」。陰之起中，與下句「陽之衛外」相對爲文。

故陽氣者，一日而主外

俞氏樾《讀書餘録》曰：上文云「是故陽因而上衛外者也」，下文云「陽者衛外而爲固也」，是陽氣固主外，然云「一日而主外」則義不可通，「主外」疑「生死」二字之誤。下文云「平旦人氣生，日中而陽氣隆，日西而陽氣已虚，氣門乃閉」，雖言生不言死，然既有生即有死，陽氣生於平旦，則是日西氣虚之後已爲死氣也，故云「陽氣者，一日而生死」，「生」與「主」、「死」與「外」并形似而誤。

晉蕃按：《靈樞·營衛生會》篇「太陰主内，太陽主外，各行二十五度分爲晝夜」，似「主外」不誤，惟「一」字爲衍文耳。

大骨氣勞

顧氏觀光《校勘記》曰：「大骨」即高骨。

冬傷於寒

《雲笈七籤》引「寒」作「汗」。劉奎《松峯説疫》曰：蓋言冬時過暖，以致汗出，則來年必病温，余細體驗之，良然。

晉蕃按：《宋書·鮮卑吐谷渾傳》：「樓喜拜曰：『處可寒。』」「可寒」即「可汗」，「寒」「汗」音近而轉。冬傷於汗，春必温病，與《金匱真言論》「藏於精者，春不病温」同理，亦足以備一説。

金匱真言論篇第四

長夏

紀氏昀《閲微草堂筆記》曰：「『長夏』二字出《黄帝素問》，謂六月也，王太僕注『讀上聲』。杜工部『長夏江村事事幽』句，皆讀平聲，蓋注家偶未考也。」

晉蕃按：「長夏」王無注解，此據《六節藏象論》注。

故病在谿

《太素》作「故病在谿谷」。

晉蕃按：作「谿谷」是。《陰陽應象大論》云「谿谷屬骨」，下文「是以知病之在骨也」，故此處曰「病在谿谷」。

其臭臊

林校：詳「臊」《月令》作「羶」。

晉蕃按：《吕氏春秋》《淮南·時則訓》《玉燭寶典》并作「羶」。惠氏士奇《禮説》曰：「《月令》五臭無臊，故春臭羶，《内經》五臭無羶，故春臭臊。」

其臭腐

《月令》《玉燭寶典》俱作「其臭朽」。

晉蕃按：王注訓腐朽，知二字同義。《説文》「朽」作「歾」，「腐也」。慧琳《一切經音義》二引《韻英》「腐，朽也」。「腐」「朽」二字互訓，故林校於「春臭」異文引《月令》，「冬臭」不引《月令》，以「腐」「臭」義同也。

其穀稷

劉氏寶楠《釋穀》云：《初學記·五穀部》引《周書》曰：「凡禾麥居東方，稻居中央，粟居西方，菽居北方。」按：粟當居中央，稻當居西方，今刻本倒訛，秦漢時稷粟已不分，故《周書》以粟居中央。《内經》以稷居中央，其實作「粟」字是也。

飧泄而汗出也

林校曰：六字疑剩。李治《古今黈》：「飧」字當析之爲「勿令」二字也。

其穀麥

林校曰：《五常正大論》云：「其穀麻。」顧氏觀光《校勘記》曰：以麥、黍、稷、稻、豆爲五穀，與《管子·地員》篇及《周禮·職方氏》注、《淮南·修務訓》注合。《五常正大論》以麻、麥、稷、稻、豆爲五穀，與《楚辭·大招》注合。然其□穀，亦麥、黍互用，則未嘗别「麥」於五穀之外也，此當各依本文。

故病在五藏

晉蕃按：五字疑衍，「夏氣者，病在藏」，見上文。

入通於心，開竅於耳

黄元御《素問懸解》「耳」作「舌」。馮承熙《校餘偶識》曰：《靈樞·脉度》篇：「五藏常内閲於上七竅也」，下云：「心氣通於舌，心和則舌能知五味矣」，則正當作「舌」。

晉蕃按：《陰陽應象大論》「在藏爲心，在竅爲舌」，爲《懸解》之所本。

陰陽應象大論篇第五

此陰陽反作

《玉版論要篇》作「陰陽反他」。

晉蕃按：《千金方》十七作「陰陽反祚」。祚，位也《文選·東都賦》「漢祚中缺」注引《國語》賈注。陰陽反祚，言陰陽反其位也。清氣在下，濁氣在上，正陰陽之反其位，「反作」當依《千金方》作「反祚」。

谷氣通於脾

《太素》「谷」作「穀」。《甲乙經》同。

晉蕃按：林校引《千金方》亦作「穀」。《書·堯典》「昧谷」，《周禮·縫人》注作「柳穀」。《爾雅·釋天》「東風謂之谷風」，郭注：「谷之言穀。」「谷」蓋「穀」之假借字。

天有八紀，地有五里

鈔《太素》三篇名佚「里」作「理」。

俞氏樾《讀書餘録》曰：「里」當爲「理」。《詩·棫樸》篇鄭箋云：「理之爲紀。」《白虎通·三綱六紀》篇：「紀者理也。」是「紀」與「理」同義。天言紀，地言理，其實一也。《禮記·月令》篇：「無絶地之理，無亂人之紀」，亦以「理」與「紀」對言。下文云：「故治不法天之紀，不用地之理，則災害至矣」，以後證前，知此文本作「地有五理」也。王注曰：「五行爲生育之井里」，以「井里」説「里」字，迂曲甚矣。

晉蕃按：《六節藏象論》「行有分紀，周有道理」，《六元正紀大論》「欲通天之紀，從地之理」，皆以「理」與「紀」對言，下文「不用地之理」，林校反據此處誤文「里」字，謂「理」當作「里」，是以不狂爲狂矣。

春必温病

胡氏澍《校義》：熊本、藏本作「春必病温」，當從熊本、藏本乙轉。説見《生氣通天論》。晉蕃按：作「病温」是。《文選·風賦》注、《周官新義》引并作「春必病温」。李善注：「與『中央生濕，濕生土』同」。王氏《新義》：「與『秋必痎瘧』同引《生氣通天論》作「秋爲痎瘧」」。知出此篇，非《生氣通天論》之文。

陰陽者，萬物之能始也

林校曰：詳「天地者」至「萬物之能始」與《天元紀大論》同，彼無「陰陽者，血氣之男女」一句，又以「金木者，生成之終始」代「陰陽者，萬物之能始」。

晉蕃按：胡氏澍《校義》謂：「陰陽者，萬物之能始也」，當從《天元紀大論》作「金木者，生成之終始也」，若如今本則「陰陽者」三字與上相複，「能始」二字義復難通。不知此篇《經》文自篇首「陰陽者，天地之道也」以下屢言陰陽，如「積陽爲天，積陰爲地」「清陽爲天，濁陰爲地」「清陽上天，濁陰歸地」等句再三言之，不嫌其複，以篇名「陰陽應象」意在反復推勘也。至「能始」之義,《釋名·釋言語》云:「能,該也,無物不兼該也;始,息也,言滋息也。」蓋惟陰陽兼該萬物,萬物非陰陽不滋息,故曰「陰陽者萬物之能始也」。「能始」二字平列,與上四句「上下」「男女」「道路」「徵兆」文例一律。王注謂「能爲變化生成之元始」,望文生訓,固非《經》義,與上四句文例亦不符。然則誤在王注,非《經》文之訛也。

能冬不能夏,能夏不能冬

《釋音》:能,奴代切。

晉蕃按:「能」即「耐」字。顧氏炎武《唐韻正》曰:「《素問》『能冬不能夏,能夏不能冬』,又曰『能毒者以厚藥』,《靈樞經》『能春夏不能秋冬,能秋冬不能春夏』,皆讀作『耐』。」《春秋元命苞》謂「能之爲言耐」,蓋古者「能」「耐」同字。

病之形能也　樂恬憺之能

胡氏澍《校義》曰:「能」讀爲「態」。「病之形能也」者,病之形態也。《荀子·天論篇》「耳、目、鼻、口、形能各有接而不相能也」,「形能」亦「形態」楊倞注誤以「形」字絶句,「能」屬下讀,高郪王先生《荀子雜志》已正之。《楚辭·九章》「固庸態也」，《論衡·累害篇》「態」作「能」。《漢書·司馬相如傳》「君子之態」，《史記》徐廣本「態」作「能」今本誤作「熊」。皆古人以「能」爲「態」之證。下文曰：「是以聖人爲無爲之事，樂恬憺之能」，「能」亦讀爲「態」，與「事」爲韻。「恬憺之能」即恬憺之態也。

晉蕃按：《校義》以《釋音》讀「奴代切」爲非。然王氏念孫《荀子雜志》云古字「能」與「耐」通，故亦與「態」通，則《釋音》正以「能」爲「態」也。王於此篇「能」字無注，於《風論》「及其病能」則注曰「能謂内作病形」，則王注以「能」爲「態」也。《經》文中如《厥論》曰：「願聞六經脉之厥狀病能也」，「厥狀」與「病能」并舉，尤以「能」爲「態」之顯證耳。

從欲快志於虚无之守

胡氏澍《校義》曰：「守」字義不相屬，「守」當爲「宇」。《廣雅》：「宇，凥也《經典》通作居。」「虚无之宇」，謂虚无之居也。「從欲快志於虚无之宇」與《淮南·俶真》篇「而徙倚乎汗漫之宇」句意相似。「宇」與「守」形相似，因誤而爲「守」《荀子·禮論篇》「是君子之壇宇宫廷也」，《史記·禮書》「壇宇」誤作「性守」，《墨子·經上》篇「宇彌異所也」，今本「宇」字誤作「守」。

故喜怒傷氣，寒暑傷形，暴怒傷陰，暴喜傷陽，厥氣上行，滿脉去形

鈔《太素》三篇名佚無「暴怒傷陰，暴喜傷陽，厥氣上行，滿脉去形」四句。

晉蕃按：四句疑「喜怒傷氣」之注文。

觀浮沈滑濇而知病所生以治

林校曰：《甲乙經》作「知病所在以治則无過」，下「无過」二字續此爲句。鈔《太素》三篇名佚「以治」二字屬下節。

晉蕃按：「知病所生」與上文「知部分」「知所苦」「知病所主」文義一律，自當於此絶句。「以治」二字與下文「無過」爲句，「以治無過，以診則不失」，相對爲文，故《太素》别爲一節。

氣虚宜掣引之

《甲乙經》六「虚」作「實」。鈔《太素》三篇名佚「掣」作「掣」。林校曰：《甲乙經》「掣」作「掣」。

晉蕃按：注以「掣引」爲「導引」。《中藏經》第四十七篇云：「宜導引而不導引，則使人邪侵關節，固結不通；不當導引而導引，則使人真氣勞敗，邪氣妄行。」是導引所以治氣實非所以治氣虚，「虚」當從《甲乙經》作「實」。「掣引」，本作「瘳引」。《漢書音訓》服虔曰「瘛，音瘳引之瘳」是其證。《説文》：「引縱曰瘳。」字正作「瘳」。段氏玉裁曰：「俗作掣。」《集韻》兩出「瘳」字，一云「通作掣」，一云「或作掣」，故《太素》《甲乙經》作「掣」，《素問》作「掣」，但《玉篇》《廣韻》俱無「掣」字，蓋傳寫者以後出之字改之。

晉蕃又按：王氏昶《春融堂集》云：「□易其□掣之爲瘳，六經古文已不引於《説文》。」

暴怒傷陰，暴喜傷陽

顧氏觀光《校勘記》曰：《淮南·原道訓》云：「人大怒破陰，大喜墜陽。」

晋蕃按：「人大怒破陰，大喜墜陽」，亦見《文子·道原》篇。

氣味辛甘發散爲陽，酸苦涌泄爲陰

晋蕃按：「氣」字疑衍。上文自「陽爲氣，陰爲味」至「味厚則泄，薄則通，氣薄則發泄，厚則發熱」，俱「氣」「味」對言。上節「壯火之氣」云云則專言氣，此節「辛甘酸苦」則專言味，所以不承上文也。《神農本草經·序録》：「藥有酸、鹹、甘、苦、辛五味，又有寒、熱、温、涼四氣。」是「味」非「氣」。云「氣味」者，涉上一句「少火生氣」之「氣」字而衍。

天有四時五行以生長收藏，以生寒暑燥濕風

《太素》三篇名佚無「風」字。

晋蕃按：《太素》奪誤，《□羽書》言「五行以生寒暑燥濕風」，觀下文「寒生水，熱生火，燥生金，濕生土，風生木」，不得無「風」字。注云「一本有風」，楊氏據別本以校正也《天元紀大論》：「天有五行御五位，以生寒暑燥濕風。

陰陽離合論篇第六

陰陽𩆜𩆜

新校正云：按别本「𩆜𩆜」作「衝衝」。張氏文虎《舒藝室續筆》曰：注「𩆜，言氣之往來也」，字書、韻書絶無「𩆜」字，據王注則即《易・咸九四》「憧憧往來」之「憧」字也，从心从童。京房作「憧憧，音昌容反」，故林引别本作「衝衝」，「衝」亦本作「衝」也。晉蕃按：《太素》作「鐘鐘」。楊上善注：「鐘鐘，行不止住皃。」凡重言形况字，借聲托誼，本無正字。

則出地者命曰陰中之陽

俞氏樾《讀書餘録》曰：「則」當爲「財」。《荀子・勸學篇》「口耳之間則四寸耳」，楊倞注曰：「『則』當爲『財』，與『纔』同」，是其例也。「財出地者」猶「纔出地也」，與上文「未出地者」相對，蓋既出地則純乎陽矣，惟財出地者乃命之曰陰中之陽也。

厥陰根起於大敦，陰之絶陽，名曰陰之絶陰

《太素》「大敦」下有「結於玉陰」四字。《甲乙經》同。俞氏樾《讀書餘録》曰：既曰「陰之絶陽」，又曰「陰之絶陰」，義不可通，據上文太陽、陽明并曰「陰中之陽」，則太陰、厥陰應并言「陰中之陰」，疑此文本作「厥陰起根於大敦當補「結於玉陰」句，陰之絶陽，名曰陰中之陰」，蓋以其兩陰相合有陰無陽，故爲陰之絶陽，而名之曰「陰中之陰」也，兩文相涉，因而致誤。

晉蕃按：《文選》鮑明遠《還都道中》詩注：「絶猶盡也。」「厥陰」之「厥」王注訓「盡」，則以「厥陰」爲「陰之絶陰」，於義亦通。

陰陽别論篇第七

其傳爲頹疝

晉蕃按：《至真要大論》作「癩疝」「陽明之勝，外發㿗疝」。《靈樞·邪氣藏府病形》篇「㿗」作「㿗疝」「肝脉滑甚爲㿗疝」。

腸辟死

新校正曰：按全元起本「辟」作「澼」。

晉蕃按：「辟」讀如《荀子》「辟門除涂」之「辟」楊倞注：辟與闢同，乃開腸洞泄之證，故注云：「腸開勿禁」，與《通評虚實》等篇「腸澼」異病，不必改字。

陰陽結斜

《太素》「結斜」作「結者鍼」。張氏琦《釋義》曰：「斜」義未詳，或衍字也。張氏文虎《舒藝室續筆》曰：「斜」乃「糾」字誤。

晉蕃按：詳上下文義皆言病，不言治，《太素》此處獨出「陰陽結鍼者」句，亦疑之誤。唐釋慧琳《大藏經音義》「斜」正作「衺」，考聲，云：「衣不正也，或作『邪』」。段氏玉裁曰：「『衺』字作『邪』。」《靈樞·經脉》篇：「邪走足心」，《動輸》篇云：「邪入膕中」，《甲乙經》「邪」俱作「斜」，蓋「斜」即「邪」字。

别於陽者，知病處也；别於陰者，知死生之期

新校正云：《玉機真藏論》云：「别於陽者，知病從來；别於陰者，知死生之期。」俞氏樾《讀書餘録》云：「來」字與「期」字爲韻，「處也」二字似誤。

所謂陽者，胃脘之陽也

《太素》「脘」作「胞」。王注：一云胃胞之陽，非也。

别於陽者，知病忌時；别於陰者，知死生之期

晉蕃按：俞氏樾《讀書餘録》云：「『忌』者當作『起』，字之誤也。」引《玉機真藏論》「别於陽者，知病從來；别於陰者，知死生之期」，謂此云「知病起時」，猶彼云「知病從來」也，於上文「别於陽者知病處也」云云，亦以「處也」二字爲誤，《玉機真藏論》「來」與「期」韻爲是。審是，則上下文義并同《玉機真藏論》，文無甚分别，故滑壽《讀素問鈔》云「二句申前説，或直爲衍文亦可」。

淖則剛柔不和

《釋音》：「淖」同「潮」。

晉蕃按：「淖」當作「淖」，《釋音》誤也。《生氣通天論》王注引此文作「淖則剛柔不和」，彼篇《釋音》「淖，怒教切」，則固從水卓聲之淖，而非從水朝省之淖矣。

晉蕃又按：《管子・地員》篇：「淖而不韌，剛而不觳」，「淖」與「剛」對爲文，「淖則剛柔不和」，猶言一於柔則剛柔不相和，爲上文「剛與剛」之對文，王注失之。

三陽在頭

晉蕃按：「頭」當作「頸」。王注：「頸謂人迎，人迎在結喉兩傍一寸五分。」《靈樞・寒熱病》篇：「頸側之動脉人迎」。然則人迎在頸，非在頭也。《説文》「項，頭後也」，《玉篇》作「頸後」，《文選・洛神賦》注引《説文》作「頸也」，蓋二字傳寫易訛也。

二陽一陰發病

顧氏觀光《校勘記》曰：《聖濟總録》無「二陽」二字，王注亦不言胃與大腸。張氏琦《釋義》曰：二字衍文。

陰搏陽别

《平人氣象論》王注引「搏」作「薄」。顧氏觀光《校勘記》曰：「薄」字誤，當作「搏」。

一陰俱搏，十日死

古鈔本、元槧本「日」下有「平旦」二字。

靈蘭秘典論篇第八

消者瞿瞿

新校正云：《太素》作「肖者濯濯」。俞氏樾《讀書餘録》曰：《太素》是也。「濯」與「要」爲韻，今作「瞿」，失其韻矣。《氣交變大論》亦有此文，「濯」亦誤作「瞿」，而「消」字正作「肖」，足證古本與《太素》同也。

晉蕃按：肖，小也《方言·十二》：「肖，小也」；濯，大也《爾雅·釋詁》：「濯，大也」。「肖肖濯濯」即上文「至道在微，變化無窮」，「千之萬之，可以益大」之義，詳文義亦從《太素》爲是。

脾胃者，倉廩之官，五味出焉

《素問遺篇·刺法論》「脾」下補「爲諫議之官，知周出焉」九字。

晉蕃按：下文言十二官，《經》祇十一官，故《素問遺篇》特補脾之官，不知《經》言十二官猶上文十二藏之謂。「脾爲倉廩之本」，亦見《六節藏象論》，不必補「諫議」一官以足十二官之数。

恍惚之數，生於毫釐，毫釐之數，起於度量

顧氏觀光《校勘記》曰：言積恍惚而生毫釐，積毫釐而起度量也。「於」，語助詞。《文六年穀梁傳》曰：「閏月者，附月之餘日也，積分而成於月者也」，與此「於」字同義。

六節藏象論篇第九

脾、胃、大腸、小腸、三焦、膀胱者，倉廩之本，營之居也，名曰器，能化糟粕，轉味而入出者也。其華在脣、四白，其充在肌，其味甘，其色黄，此至陰之類，通於土氣滑氏無「其味甘其色黄」六字，從新校正

滑壽《素問鈔》曰：此處疑有錯誤，當云「脾者倉廩之本，營之居也，其華在脣、四白，其充在肌，此至陰之類，通於土氣。胃、大腸、小腸、三焦、膀胱，能化糟粕轉味而出入者也」。

晉蕃按：滑説是。《五藏别論》胃、大腸、小腸、三焦、膀胱合言，是其證也。《雲笈七籤》五十七引亦作「脾者，倉廩之本」。

晉蕃又按：「名曰器」三字滑氏漏失。張氏琦《釋義》云：「當在『膀胱』字下，對五神藏言，故曰器。」

此爲陽中之少陽

新校正云：全元起本并《甲乙經》《太素》作「陰中之少陽」。顧氏觀光《校勘記》曰：《靈樞》亦云肝爲陰中之少陽。俞氏樾《讀書餘録》曰：此言肝藏也。《金匱真言論》曰：「陰中之陽，肝也」，則此文自宜作「陰中之少陽」，於義方合。王氏據誤本作注，而以少陽居陽位説之，非是。

晉蕃按：《五行大義》引亦作「陰中之少陽」，與《靈樞》及林校同。尤氏怡《醫學讀書記》云：「《素》以肝爲陽者，言其時；《靈》以肝爲陰者，言其藏也。」

心者，生之本，神之變也

新校正云：全元起本并《太素》作「神之處」。俞氏樾《讀書餘録》云：「處」字是也。下文云「魄之處」「精之處」，又曰「魂之居」「營之居」，并以居處言，故知「變」字誤矣。

晉蕃按：《五行大義》引作「神之所處」。

爲陽中之太陰

林校曰：「太陰」，《甲乙經》并《太素》作「少陰」。顧氏觀光《校勘記》云：《靈樞·陰陽繫日月》亦云「肺爲陽中之少陰」。

晉蕃按：《五行大義》引亦作「陽中之少陰」，與《靈樞》及林校同。尤氏怡《醫學讀書記》云：「《素》以肺爲太陰者，舉其經之名；《靈》以肺爲少陰者，以肺爲陰藏而居陽位也。」

爲陰中之少陰

林校曰：全元起本并《甲乙經》《太素》「少陰」作「太陰」。顧氏觀光《校勘記》云：《靈樞》亦云「腎爲陰中之太陰」。

晉蕃按：《五行大義》引亦作「陰中之太陰」，與《靈樞》及林校同。尤氏怡《醫學讀書記》云：「《素》以腎爲少陰者，舉其經之名；《靈》以腎爲太陰者，以腎爲陰藏而居陰位也。」

人以九九制會

林校曰：詳下文云「地以九九制會」。顧氏觀光《校勘記》曰：下有「以爲天地」之文，則「人」當作「地」。

其氣九州九竅皆通乎天氣

顧氏觀光《校勘記》曰：以《生氣通天論》校之，「九竅」下脱「五藏十二節」五字。

悉哉問也

元槧本「哉」上有「乎」字。

帝曰：善。余聞氣合而有形，可得聞乎

林校曰：詳從前「岐伯曰：昭乎哉問也」至此，全元起本及《太素》并無，疑王氏之所補也。張氏琦《釋義》曰：蓋篇首問辭，古文殘缺，王氏遂摭《五行運論》《三部九候》諸篇改竄入之。

晉蕃按：上文「工不能禁」下注云：「此上十字，文義不倫，古人錯簡，次後『五治』下乃其義也，今朱書之」。王氏《素問序》言「凡所加字，皆朱書其文」，然則王氏於應删應加之文皆朱書以别之，未嘗擅改古書，必無改竄諸篇之理，故林校疑爲王氏所補，但中間十字，文義不倫，以爲古人錯簡而朱書之，則非王氏之所補甚明，殆别出古書，如取《陰陽大論》以補《天元紀》等篇之例，觀其雜論天度五運，或即爲《陰陽大論》中文。

其味酸，其色蒼

新校正：詳此六字當去。

晉蕃按：林氏謂《陰陽應象大論》已著色味詳矣，此不當出之。顧肝之味酸色蒼，與脾之味甘色黄，《金匱真言論》早詳言之，在《陰陽應象大論》已爲複出，凡彼篇之文并見於此篇者，《經》中所在多有，未可以心肺腎三藏之色味偶爲傳寫者之脱去，因并此而去之。况上文：「帝曰：藏象何如」，王注：「象謂所見於外，可閲者也」，五藏之色非尤見於外而可閲者乎？

其味甘，其色黄

新校正云：詳此六字當去。

晉蕃按：詳「其味酸」下。

關格之脉羸

新校正：詳「羸」當作「盈」。脉盛四倍以上，非羸也，乃盛也，古文「羸」與「盈」通用。

晉蕃按：高誘注《淮南·時則訓》：「羸，盛也。」「關格之脉羸」正謂脉盛四倍以上，非假「羸」爲「盈」，惟「羸」與「盈」古字通《文選·古詩》李善注：「羸與盈同，古字通」，或林氏所據之本作「羸」，故以爲當作「盈」耳。

五藏生成篇第十

多食酸則肉胝腸而唇揭

《醫心方》二十七引《太素》「胝腸」作「腁肥」。

晉蕃按：鈔《太素》此篇已佚，「腁」「肥」二字不見於字書，偏旁舟、巳必□□别。《韻會舉要》：「芻，俗作刍；氏，俗作互《史晨後碑》『祇』從『互』，篆作『互』。」「舟」殆「刍」之誤文，「巳」殆「氏」之壞文，「腁肥」實即「胝腸」二字倒持耳。

故色見青如草茲者死

張氏琦曰：「故」字衍。

晉蕃按：「故」一本作「敗」，下文王注「藏敗故見死色也」，引《三部九候論》「五藏已敗，其色必夭，夭必死矣」，作「敗」是。然《釋名·釋喪制》云：「漢以來謂死爲物故，言其諸物皆就朽故也」，作「故」，義亦可通《南史·隱逸·劉凝之傳》：「人嘗認其所著屐，笑曰：『僕著已敗，令家中覓新者償君。』」《宋書》「敗」作「故」。

又按：《生氣通天論》林校云：「草滋之作草茲，古文簡略，字多假借，茲與滋義同」《小雅》「兄也永歎」，傳曰：「兄，茲也」；《大雅》「倉兄填兮」，傳曰：「兄，滋也」。但據《説文》「滋，益也，茲草木多益」，則此「草茲生」正當作「茲」，非由假借，林校失之。

又按：焦氏循《易餘籥録》曰：「王冰云：茲，滋也，言如草初生之青色。按《史記·倉公傳》云：『望之殺然黄，察之如死青之茲。』茲爲死青，非初生明矣。」

黑如炲

晉蕃按：「炲」字亦作「炱」《素問》俱作「炲」，《風論》「其色炲」。《説文》「灰，炱煤也」，《通俗文》「積烟爲炱煤」，《玉篇》「炱煤，烟塵也」。

此五藏所生之外榮也

《難經・六十一難》滑注引「所生」作「生色」。

晉蕃按：上文王注：「是乃真見生色也」，作「生色」是。

此四支八谿之朝夕也

陸懋修《素問音義》：「朝夕」與「潮汐」通。《文選・江賦》「或夕或朝」注引《抱朴子》曰：「麋氏云朝者，據朝來也；言夕者，據夕至也。」

晉蕃按：《移精變氣論》「虚邪朝夕」，《子華子》「一人之身爲骨，凡三百有六十，精液之所朝夕也」，雷浚《説文外編》云：「《説文》無『汐』字。『潮』作『朝』，『汐』作『夕』，古假借字。」

卧出而風吹之

晉蕃按：《千金方》十八「不能卧出者」，《外臺》引作「不能卧坐者」，此「出」字似應作「坐」字。

凝於脉者爲泣

明吴崐《素問注》：「泣」「濇」同。張氏琦《釋義》：「泣」「澀」同。俞氏樾《讀書餘録》云：王注曰：「泣爲血行不利」，字書「泣」字并無此義，「泣」疑「沍」字之誤。《玉篇·水部》：「沍，胡故切，閉塞也。」「沍」字右旁之「互」誤而爲「立」，因改爲「立」而成「泣」字矣。上文云「是故多食鹽則脉凝泣而變色」，「泣」亦「沍」字之誤。王氏不注於前而注於後，或其作注時此文「沍」字猶未誤，故以「血行不利」説之，正「沍」字之義也。《湯液醪醴論》「榮泣衛除」，《八正神明論》「人血凝泣」，「泣」字并當作「沍」楊慎《丹鉛雜録》：「《素問》泣，音義與澀同」。

晉蕃按：段氏玉裁云：「泣，《素問》以爲『澀』字。」然《解精微論》「請問哭泣而淚不出者」，則固從「泣」之本訓。《至真要大論》「短而濇」，未嘗以「泣」爲之。大抵《經》文「泣」

字注家作「澀」字解者，并「沍」之誤。

此三者血行而不得反其空，故爲痹厥也

晋蕃按：上文「血凝於膚者爲痹，凝於脉者爲泣，凝於足者爲厥」，此承上三者言痹厥而不及「泣」，以「泣」非病名。《平人氣象論》云「脉濇曰痹」，「脉濇」即「脉泣」，言痹可該泣也。

小谿三百五十四名

王注：以三百六十五小谿言之，除十二俞外，則當三百五十三名，《經》言「三百五十四」者，傳寫行書誤以「三」爲「四」也。

少十二俞

新校正：别本及全元起本、《太素》「俞」作「關」。

晋蕃按：「俞」當作「關」。楊上善注：「手足十二大節名十二關。」

徇蒙招尤

宋許知可《本事方》「尤」作「摇」。俞氏樾《讀書餘録》云：「徇」者，「眴」之假字；「蒙」者，「矇」之假字。《説文·目部》：「旬，目摇也，或作眴矇，童蒙也，一曰不明也。」于義甚顯。注家泥「徇」之本義而訓爲「疾」，斯多曲説矣。

晉蕃按：「招尤」，《本事方》作「招摇」，蓋「尤」爲「抌」之誤文抌，音由。《周禮·春人》「女舂抌二人」，鄭康成注引《詩》「或舂或揄」，今作「揄」。「抌」或作「揄」，《骨空論》「揄臂齊肘」，王注讀「揄」爲「摇」，「招抌」即「招摇」。許知可曰：「招摇不定，暈之狀也。」

五臟別論篇第十一

是以五藏六府之氣味

古鈔本「以」作「故」。

異法方宜論篇第十二

天地之所始生也

《醫心方》「所」作「法」。

其治宜砭石

晉蕃按：「砭石」亦作「鍼石」。《後漢書·趙壹傳》：「鍼石運乎手爪。」李注：「古者以砭石爲鍼。」《管子·法法》篇「痤睢與疽同之礦石」，字以「礦」爲之《羣書治要》及《太平御覽·刑法部》十八引并作「砭石」。王念孫曰：「礦字本作磺。《説文》：磺，銅鐵樸也。《南史·王僧孺傳》：古人當以石爲鍼，必不用鐵……季世無複佳石，故以鐵代之。作礦者，乃後人失以石□病之遺法而以意改之。」

其民不衣而褐薦

鈔《太素》「褐薦」作「疊篇」。《甲乙經》無此句。

晉蕃按：《詩・邠風》孔疏云：「褐，皆織毛爲之。」《史記・貨殖列傳》《索隱》引《廣志》云：「疊，毛織也。」二名實一物也。《説文》：「褐，編枲襪，一曰粗衣。」楊上善注：「謂以疊篇其身」，殆讀「篇」爲「編」《方言》「江淮家居簰中謂之薦」，《集韵》「□爲筏上居曰簰」，字从竹。《太素》「篇」字或爲「簰」之誤。

又按：東方食魚，北方乳食，南方食胕，中央食襍，并言食，不言衣，故《甲乙經》删之。但古人文字簡質，詳略本無一定，西方陵居多風，故不衣而褐薦。惟下句云「其民華食而脂肥」，「其民」二字文義複出，此句當别爲一篇耳。

其民華食而脂肥

鈔《太素》「華」作「笮」。

晉蕃按：《太素》作「笮食」，是也。《文選・長笛賦》注引《國語》「中刑用刀鋸，其次用鑽筰」，韋昭注爲「筰」，而賈逵注爲「鑿」，蓋「筰」與「鑿」通，「鑿」爲「糳」之假借。《詩·生民》《左傳·桓二年》《釋文》并云：「精米也」。所食精鑿，故其民脂肥，猶《通評虛實論》「高梁肥貴」之義也。楊上善注：「謂食物皆壓筰磨碎，不以完粒食之」，望文生訓，則失《經》義矣。

其治宜灸焫

陸氏懋修《靈樞音義》曰「焫」與「爇」通。《甲乙經》作「爇」。《禮·郊特牲》「焫蕭」，《釋文》：「焫，同爇。」

晉蕃按：《御覽》三百九十七引《靈樞·淫邪發夢》篇文「燔焫」作「燔灼」。

南方者天地所長養，陽之所盛處也

俞氏樾《讀書餘録》曰：「陽之所盛處也」，當作「盛陽之所處也」，傳寫錯之。

其地下

《太素》作「其地污下」。

晉蕃按：王注：「地下則水流歸之，應依《太素》作污當作洿下。」王氏夫之《説文廣義》云：「洿，濁水下流也。一曰窳下也，音烏。」「洿」與「隆」對，故「洿下」連文。若「污」字，从「亏」則音烏故切。作「污」者蓋傳寫失之。

其民嗜酸而食胕

《甲乙經》「胕」作「臊」。新校正云：全元起云：「食魚也。」俞氏樾《讀書餘録》云：「胕」即「腐」字，故王注曰：「言其所食不芳香」。新校正曰：「全元起云：『食魚也』」，食魚不得謂之食胕，全説非。

晉蕃按：《甲乙經》作「臊」，是也。《金匱真言論》「其臭臊」，注：「凡氣因木變則爲臊。」五味木生酸，其民嗜酸，故食臊。《禮記・内則》「狗赤股而躁，臊」，疏云：「臊，謂臊惡。」故王注謂「不芳香」。若同「腐」之「胕」，王注於《風論》「癘者有榮氣熱胕」則訓「胕壞」，於《陰陽類論》「沈爲膿胕」則訓「胕爛」，此注不與彼篇同義，知王氏所據之本亦作「腂」，不作「胕」也。全元起本云：「食魚也」，東方其民食魚已見上文，或傳寫之誤。

故其民皆緻理而赤色

張琦《釋義》曰：「緻理」疑誤。

晉蕃按：「緻」，王注訓「密緻」。「緻理赤色」爲上文「黑色疏理」之對文。嚴可均《說文校義》云：「緻，經典皆作致。」《周禮》大司徒職「宜膏□」，鄭司農注「理緻且白如膏」，「緻理」猶《周禮》注之「理致」，非誤文。《考工記》「稹理而堅，疏理而柔」，注：「稹，致也。」亦相對爲文張氏之疑誤，謂南方之民不得言緻理耳，然疏理者宜砭石，緻理者宜微鍼，玩上下文義，似無訛誤。

其治宜導引按蹻

晉蕃按：《靈樞·病傳》篇「導引行氣喬摩」，以「喬」爲之。顧氏炎武《唐韵正》云：「《說文》『蹻，讀若王子蹻』，則知王子喬漢時有作『蹻』者，蓋『蹻』『喬』古通也。」

移精變氣論篇第十三

外無伸宦之形

新校正云：按全元起本「伸」作「臾」。張文虎《舒藝室續筆》曰：「伸宦」字不可解，或以爲「仕宦」之訛。林億引全本「伸」作「臾」，疑「臾」乃「䁯」之爛文《釋文》二十六「俞兒」，《淮南子》一本作「申兒」，疑「申」當爲「臾」。晉蕃按：「臾」古文「蕢」。《九經字樣》云：「𦥑，古文貴。」全本作「臾」，與「𦥑」形近而訛耳。

故可移精祝由而已

新校正云：全元起本：「祝由，南方神。」俞氏樾《讀書餘録》云：「《説文・示部》：

『䌷，祝䌷也』」，是字本作「䌷」。《玉篇》曰：「䄂，恥雷切，古文䌷」，是字又作「䄂」。此作「由」者，即「䄂」之省也。王注曰：「无假毒藥祝説病由」，此固望文生訓。新校正引全注云：「祝由，南方神」，則以「由」爲「融」之假字，「由」「融」雙聲。證以《昭五年左傳》「蹶由」，《韓子説林》作「蹶融」，則古字本通。然「祝融而已」，文不成義，若然，則以本草治病即謂之神農乎？全説亦非。

晉蕃按：惠氏士奇云：「《素問》『祝由而已』，『祝由』即『祝䌷』也，已，止也。」然則欲明《素問》「祝由」之義，當於《説文》徵之。《説文·示部》「䌷」次「祝」篆後，云：「祝，䌷也」，不别出解。「䌷」之與「祝」，殆無甚異義，故可連文言之曰「祝䌷」，亦可單文言之曰「祝」。《靈樞·賊風》篇：「黄帝曰：其祝而已者，其故何也？岐伯曰：先巫者因知百病之勝，先知其病之所從生者，可祝而已也。」此篇之「祝由而已」，猶彼篇之「可祝而已」也。

常求其要則其要也

顧氏觀光《校勘記》曰：注云「常求色脉之差忒，是則平人之診要也」，依注似正文本作「常求其差」。

逆從到行

鈔《太素·色脉診》篇「到」作「倒」。顧氏觀光《校勘記》曰：「到」即「倒」字，注同。

晉蕃按：陳氏奂曰：「『倒』，古祇作『到』。」

湯液醪醴論篇第十四

必齊毒藥攻其中，鑱石鍼艾治其外也

俞氏樾《讀書餘録》曰：「『齊』當讀爲『資』。資，用也，言必用毒藥及鑱石鍼艾以攻治其内外也。《考工記》『或通四方之診異以資之』，注曰：『故書「資」作「齊」。』是『資』『齊』古字通。」

晉蕃按：《玉版論要》云：「必齊主治」，《奇病論》注云：「動謂齊其毒藥而擊動之」，一「必」「齊」連文，一「齊」「毒藥」連文，并以「齊」爲「劑」字《韓非子·定法》篇：「醫者，齊藥也」。

精神不進，志意不治，故病不可愈

新校正云：全元起本云：「精神進，志意定，故病可愈。」《太素》云：「精神越，志意散，故病不可愈。」俞氏樾《讀書餘録》云：此當以全本爲長。試連上文讀之，「帝曰：何謂神不使？岐伯曰：鍼石，道也。精神進，志意定，故病可愈。」蓋「精神進，志意定」，即鍼石之道，所謂神也。若如今本，則鍼石之道尚未申説，而即言病不可愈之故，失之不倫矣。又試連下文讀之，「精神進，志意定，故病可愈，今精壞神去，營衛不可復收，何者？嗜欲無窮而憂患不止，精氣弛壞，營泣衛除，故神去之而病不愈也。」「病不愈」句正與「病可愈」句反復相明。若如今本則上已言不可愈，下又言不愈，文義複矣，且中間亦何必以「今」字作轉乎？此可知王氏所據之誤，《太素》本失，與王同。

亦何暇不早乎

鈔《太素》作「知」。《湯藥》篇「暇」作「謂」。林校曰：别本「暇」一作「謂」。顧氏觀光《校勘記》曰：「謂」字是。

不從毫毛而生

古鈔本、元槧本「而」「生」乙轉。

津液充郭

《太素》「充郭」作「虚廓」。

晉蕃按：「郭」亦作「廓」《詩》「皇矣增其式廓」，《釋文》：「郭本作廓」。《方言》：「張小使大謂之廓」，故可謂之「充廓」，亦可謂之「虚廓」。「津液充郭」之理互詳《靈樞·津液五癃别》篇，觀彼篇「腸胃充郭」之文，知王注「郭」訓爲「皮」非是「腸胃充郭」亦見《靈樞·根結》篇，腸胃又不得言皮，故知王注非是。

又按：《靈樞·脹論》：「排藏府而郭胷脅」，《甲乙經》「郭」作「廓」，曰「郭胷脅」，亦張小使大之意。觀下文有「脹皮膚」句，「郭」之非「皮」明甚《華嚴經音義》上引《風俗通》：「郭之謂言廓，謂寬廓」。

孤精於内

顧氏觀光《校勘記》曰：「孤」「精」二字誤倒，當依《聖濟總録》乙轉。

而形施於外

林校曰：「施」字疑誤。顧氏觀光《校勘記》曰：「施」即「弛」之假借，不誤。

晉蕃按：《詩·卷阿》箋：「伴奂，自縱弛之意也。」「弛」相臺本作「弛」，《釋文》作「施」。

去宛陳莝

新校正云：《太素》「莝」作「莖」。俞氏樾《讀書餘録》云：王注云：「去宛陳莝，謂去積久之水物，猶如草莝之不可久留於身中也，全本作『草莖』。」然則王氏所據本亦是「莖」字，故以「草莖」釋之。而又引全本之作「莖」者，以見異字也。今作「莝」，則與注不合矣，高保衡等失於校正。

晉蕃按：《説文》「㯷」下云：「以芻莖養牛也」，又「萩，以穀萎馬置莝中」，又「萎，飤牛也」，《文選·七發》注：「以芻莝養國牛也」，「莖」「莝」字易混，今詳《經》義則作「莝」是也。《靈樞·九鍼十二原》篇：「宛陳則除之」，此篇「去宛陳」亦其義耳，别出一「莖」字。

莖，草木幹也，義便迂曲矣。《説文》：「莝，斬芻」，《後漢書・第五倫傳》云：「躬自斬芻養馬。」去宛陳莝，猶言去宛陳如斬芻也。或王注有誤，文本亦作「莝」，故宋臣不取以校正。其「全本作草莖」五字，則爲後人據全注以校王注之辭，而羼入王注者。如係王注之辭，則當云「全本作莝」，不當云「作草莝」，如王云「全本作草莝」，則是《經》文作「去宛陳草莝」，不辭甚矣。《太素》改「莝」爲「莖」，楊氏亦以義有未安，故以「去宛陳」絶句，但以「莖」屬下句，謂「腎間氣動，氣得和，則陰莖微動，四竭得生」，義亦未允。

微動四極

古鈔本、元槧本上有「是以」二字。

玉版論要篇第十五

五色脉變揆度奇恒

顧氏觀光《校勘記》曰：馬注「俱古經篇名」，其説是也。《史記》述倉公所受書有《五色診》《奇咳術》《揆度陰陽》，疑「奇咳」即「奇恒」。

著之玉版，命曰合玉機

《太素》「玉機」作「生機」。俞氏樾《讀書餘録》云：「合」字即「命」字之誤而衍者。《玉機真藏論》曰：「著之玉版，藏之藏府」，每旦讀之「名曰玉機」，正無「合」字，王氏不據以訂正而曲爲之説，失之。

晉蕃按：《太素》作「命曰合生機」是也。上文：「乃失其機」，王注：「乃失生氣之機矣」，故此云「合生機」。王本誤「生」爲「玉」，義不可通，遂若「合」爲衍字耳。

又按：《玉機真藏論》「命」作「名」。古「命」「名」字通用。《周禮·月令》篇：「季冬行春令，則胎夭多傷，國多痼疾，命之曰逆」，《正義》曰：「名，猶命也。」明陳第《毛詩古音考》云：「命，音名。《左傳》『異哉，君之名子』，又曰『今名之大，以從盈數』，《史記》皆作『命』。」

容色見上下左右，各在其要

新校正云：全元起本「容」作「客」。俞氏樾《讀書餘録》云：王注曰「容色者，他氣也，如肝木部内見赤、黄、白、黑色皆爲他氣也」，然則王氏所據本亦是「客」字，故以「他氣」釋之。「他氣」謂非本部之氣，所謂「客」也，今作「容」，誤。高保衡等失於校正。

晉蕃按：《太素》亦作「客氣」。下文云「色見上下左右，各在其要」，此爲他氣所見，故加「客」字以别之。

其見深者，必齊主治

顧氏觀光《校勘記》曰：「齊」謂「藥劑」。亦見上篇。

晉蕃按：《漢書·藝文志》「百藥齊和」，注：「與『劑』同。」

易重陽死

顧氏觀光《校勘記》曰：「易」字疑衍。

陰陽反他

新校正按：《陰陽應象大論》云：「陰陽反作」。張氏琦《釋義》曰：當有脱誤。

晉蕃按：當依《千金方》作「陰陽反祚」。詳《陰陽應象大論篇》祚，位也，下文王注謂「陰陽二氣不得高下之宜」，正指陰陽之反其位，疑王本此篇原作「陰陽反祚」。

診要經終論篇第十六

冰復

晉蕃按：上言「陰氣始冰」，此言「冰復」，「復」當作「澓」。唐慧苑《華嚴經音義》引《三倉》「澓深也」，故王注訓「深復」。後人多見「復」，少見「澓」，遂誤作「復」耳。盧氏文弨《群書拾補·水經注序》「洄湍決澓」，新本多加「水」旁作「澓」，舊本止作「復」字。《呂氏春秋》「冰方盛水澤復」，高誘注：「『復』或作『複』」，凍重纍也，字亦當作「澓」。

冬刺俞竅於分理

《甲乙經》五「刺」作「取」，「竅」下有「及」字。

令人心中欲無言

《甲乙經》五「欲」作「悶」。

必以布憿著之

林校按：別本「憿」一作「幰」，又作「撽」。

晉藩按：從「巾」之字誤從「心」、從「手」者，《前漢·地理志》：「東萊有㡌縣」，《郡國志》《地形志》從「心」作「慈」，《宋志》從「手」作「㧾」。從「巾」，本字也《説文》「㡌」在「巾」部，從「心」、從「手」皆誤字也。此「憿」字當作從「巾」之「幰」。《玉篇》：「幰，脛行縢也。」「縢」有約束之義《詩·小戎》「竹閟緄縢」，傳：「約也」。《書》「金縢」鄭注：「束也」。曰：「以布幰着之」，亦義取約束也希麟《一切經音義》六引《切韵》「以絹幰脛也」，亦纏幰也。

脉要精微論篇第十七

診法常以平旦，陰氣未動，陽氣未散

尤氏怡《醫學讀書記》曰：《靈樞·營衛生會》篇云：「平旦盡而陽受氣」，夫陰盡何云「未動」？陽受氣何云「未散」？疑是「陽氣未動，陰氣未散」《靈樞·衛氣行》篇：「平旦陰盡，陽氣出於目」。

晉蕃按：林校謂「平旦爲一日之中純陽之時，陰氣未動耳」，然《三部九候論》「寒熱病者以平旦死」，王注：「平曉木王，木氣爲風，故木王之時寒熱病死。」詳王注，則林以平旦爲一日之中，非是。又《藏氣法時論》「脾病者日昳慧，日出甚」，林校云：「日出與平旦時等」，亦不以平旦爲一日之中。尤氏謂「陰」「陽」二字當互易，説可從。

渾渾革至如湧泉，病進而色弊，緜緜其去如弦絶，死

新校正云：《甲乙經》及《脉經》作「渾渾革革，至如泉湧，病進而色，弊弊綽綽，其去如弦絶者死」。俞氏樾《讀書餘録》云：王本有奪誤，當依《甲乙經》及《脉經》訂正。惟「病進而色」，義不可通。「色」乃「絶」之壞字，言待其病進而後絶也。「至如湧泉」者，一時未即死，病進而後絶去如弦絶，則即死矣。兩者不同，故分别言之。

晉蕃按：《千金方》二十八「色」作「危」，餘同《甲乙經》《脉經》。言至如泉湧者病進而危，去如弦絶者死也。「色」蓋「危」之誤文。

赤欲如白裹朱

《脉經》明·趙府居敬堂本《千金方》「白」并作「帛」。

晉蕃按：「白」「帛」同。錢氏坫《十經文字通正書》云：「《玉藻》『大帛不緌』，注：『帛當爲白。』是『帛』與『白』通。」「赤欲如帛裹朱」，猶下文「黄欲如羅裹雄黄」也《詩·六月》「白旆」，《正義》作「帛茷」。

黑欲如重漆色，不欲如地蒼

林校：《甲乙經》作「炭色」今本《甲乙經》無，與《千金方》《脉經》同。此「色」字衍。《千金方》《脉經》「不欲如地蒼」并作「不欲如炭」。

晉蕃按：「不欲如地」即《脉解篇》「面黑如地色」之義也。「不欲如炭」即《五藏生成篇》「黑如炲」之義也注：「炲謂煤炲也」，義得兩通。惟「地蒼」未詳《山海經》五部注：「蒼玉，依黑石而生」。

言而微，終日乃復言者，此奪氣也

王氏念孫《讀書雜誌》謂「良久乃復言也」。「良久」謂之「終日」，猶「常久」謂之「終古」。

岐伯曰：反四時者，有餘爲精，不足爲消。應太過，不足爲精；應不足，有餘爲消。陰陽不相應，病名曰關格

新校正云：詳此「岐伯曰」前無問。張文虎《舒藝室續筆》曰：案此三十九字突出，與上下文不接。下《玉機真藏論篇》論脉反四時，帝既「再拜稽首」「著之玉版」，其文已畢。下「五藏受氣」云云，仍岐伯之言，而上無「岐伯曰」三字。疑此文即彼篇錯簡。

晉蕃按：俞氏樾《讀書餘録》云：「『反四時者，有餘爲精。』王注曰：『諸有餘皆爲邪氣勝精也。』邪氣勝精豈得但謂之精？王注非也。『精』之言甚也。《吕氏春秋·勿躬》篇『乃自伐之精者』，高誘注并訓『精』爲『甚』。『有餘爲精』，言諸有餘者皆爲過甚耳。王注未達古語。」

脉其四時動奈何

《甲乙經》四「其」作「有」。

彼秋之忿

王注：「忿」，一爲「急」。

晉蕃按：《醫心方》卷十三《札記》云：「『忿』，即『急』字。俗『急』作『㥍』，再訛作『忿』也。」

以春應中規，夏應中矩，秋應中衡，冬應中權

晉蕃按：《青藤山人路史》引《漢書·魏相傳》：「東方之神太昊乘震執規司春，南方之神炎帝乘離執衡司夏，西方之神少昊乘兑執矩司秋，北方之神顓頊乘坎執權司冬」，張晏注曰：「木爲仁，仁者生，生者圓，故爲規；火爲禮，禮者齊，齊者平，故爲衡；金爲義，義者成，成者方，故爲矩；水爲智，智者謀，謀者重，故爲權。」「矩」「衡」二字似宜互易。

生之有度，四時爲宜

新校正云：《太素》「宜」作「數」。俞氏樾《讀書餘録》曰：作「數」者是也，「度」與「數」爲韻。

晉蕃按：下文「補寫勿失」，《太素》作「循數勿失」，即承此文「數」字之義。

是知陰盛則夢涉大水恐懼，陽盛則夢大火燔灼，陰陽俱盛則夢相殺毁傷；上盛則夢飛，下盛則夢墮；甚飽則夢予，甚飢則夢取；肝氣盛則夢怒，肺氣盛則夢哭

新校正曰：詳「是知陰盛則夢涉大水恐懼」至此，乃《靈樞》之文誤置於斯。

晉蕃按：《御覽》三百九十七引《鍼經》文與《素問》多同，與《靈樞》多異「大火燔灼」《靈樞》作「大火燔焫」，「相殺毁傷」《靈樞》作「相殺」，則《素問》此文乃《鍼經》之文誤置於斯。林億《校正甲乙經序》云：「《黄帝内經》十八卷王冰《素問序》：「《素問》即其經之九卷，兼《靈樞》九卷，乃其數焉」、《鍼經》三卷最出遠古。」是林氏舊别《鍼經》於《靈樞》之外，今據此文以爲出《靈樞》者，因當時《鍼經》已佚《校正甲乙序》歷舉校對之書有《素問》九種、《靈樞》《太素經》，而不及《鍼經》，此文《靈樞》有之，以爲《靈樞》之文耳，其非《素問》之文明甚。

短蟲多則夢聚衆，長蟲多則夢相擊毁傷

新校正曰：詳此二句亦不當出此，應他經脱簡文也。

晉蕃按：上文據《御覽》斷爲《鍼經》之文，則此二句亦出《鍼經》，故《靈樞》無焉。

蟄蟲將去

晉蕃按：「去」通作「弆」，藏也。「弆」本後作，古人「藏去」字祇用「去」。《晏子春秋》五：「晏子之魯，朝食，進餽膳，有豚馬。晏子曰：去其二肩。」《漢書·陳遵傳》：「遵善書，與人尺牘，皆藏去以爲榮。」皆作「去」。

冬日在骨，蟄蟲周密，君子居室

晉蕃按：《四氣調神大論》王注引謂出《靈樞》經。今本《靈樞》無此文，合上文「春日浮，如魚之遊在波」等句觀之，應在此篇。王注誤。

心脉搏堅而長

《太素》《甲乙經》「搏」作「揣」，下文同。

晉蕃按：「搏」爲「摶」之誤文。唐慧苑《華嚴經音義》云：「『揣』字《正義》作『摶』，音徒鸞切，從『專』聲，非從『耑』韻。流俗不能别兹兩形，遂謬用『揣』字。『揣』，初委切，此乃『揣量』之字也。」蓋唐以前有以「揣」作「摶」者。觀《太素》《甲乙經》之作「揣」，知《經》文本作「摶」。此云「摶堅而長」，下云「其耎而散者」，「堅」與「耎」對，「摶」與「散」對也。《靈樞·五色》篇：「察其散摶」，亦「摶」與「散」相對爲文，可據以訂正。下文「肺肝胃脾腎五脉」誤與此同《鵩鳥賦》「何足控摶」，如淳曰：「『摶』或作『揣』。」嚴可均曰：「是揣、摶同聲也」。

當消環自已

林校曰：《甲乙經》「環」作「渴」。鈔《太素·五藏脉診》篇、《千金方·心藏脉論》篇、《脉經·手少陰經病證》篇并作「渴」。《甲乙經·經脉》篇林校「環」作「煩」。

晉蕃按：《經》文當有訛奪。餘四藏與胃，脉耎而散，俱言「當病」，此獨無「病」字。王注「消」謂「消散」。脉「耎而散」當「消散」，文不成義，故各本以「渴」字易「環」字，作「消渴」，或以「煩」字爲「環」字，作「消煩」。其實「環」非誤字。《診要經終》篇：「間者，環也」，《太素》「環也」作「環已」。「環自已」即「環已」之義，謂一周環而病已也。「環」非誤，「消」字上下則有「奪」字耳。

溢飲者，渴暴多飲，而易入肌皮腸胃之外也

新校正云：《甲乙經》「易」作「溢」。

晉蕃按：「易」字不誤。《隱六年左傳》「《商書》曰：惡之易也」，王氏《經義述聞》曰：「易者，延也，謂惡之蔓延也。」「易」之爲「延」，歷引五證。此「易」字亦當作「蔓延」解。蓋

言渴暴多飲，致水飲蔓延入於肌皮腸胃之外也。水飲由腸胃而蔓延肌皮，肌皮即是腸胃之外，故曰「易入肌皮腸胃之外」《瘧論篇》：「熱氣盛，藏於皮膚之内，腸胃之外」。

脉風成爲癘

《風論》王注引「成」作「盛」。

當病毁傷不見血，已見血，濕若中水也

張氏琦《釋義》：「不見血」六字疑衍文。

晋蕃按：六字非衍。《御纂醫宗金鑑·正骨心法》：「損傷之證，皮不破而内損者多有瘀血；破肉傷䐃，每致亡血過多，二者治法不同。」内損故不見血，破肉傷䐃故已見血。薛雪《醫經原旨》：「無論不見血、已見血，其血必凝，其經必滯。氣血凝滯，形必腫滿，故如濕氣在經而同于中水之狀也。」

尺裏以候腹中

顧氏觀光《校勘記》曰：「中」字應下屬。

推而上之，上而不下，腰足清也；推而下之，下而不上，頭項痛也

林校曰：《甲乙經》「上而不下」作「下而不上」，「下而不上」作「上而不下」。尤氏怡《醫學讀書記》曰：「上而不下」者，上盛而下虛，下虛則下無氣，故腰足冷。「下而不上」者，有降而無升，則上不榮，故頭項病也。上文二段是有餘之病，故受病處脉自著。此二段是不足之病，故當病處脉反衰。下文「按之至骨，脉氣少者，腰脊痛而身有痹」，亦不足之診也。《經》文虚實互舉，深切診要，自當從古。《五藏生成篇》「腰痛足清頭痛」，王注：「清亦冷也。」俞氏樾《讀書餘録》曰：「清當爲凊。《説文·仌部》：凊，寒也。故王注云腰足冷。」

平人氣象論篇第十八

弱甚曰今病

林校曰：《甲乙經》「弱」作「石」。今本《甲乙經》作「耎」，《脉經》三作「石」。顧氏觀光《校勘記》曰：「石」字是。

晉蕃按：耎弱爲長夏本脉，《甲乙經》作「耎甚」，與《經》作「弱甚」初無二義，林何所取以校《經》乎？知古文《甲乙經》與《脉經》同作「石甚」無疑。《經》作「弱甚」則承上文「但代無胃」之死脉上文「但代無胃」，《脉經》作「但弱無胃」，豈但今病而已？以下文「弦甚曰今病」等句例之，蓋《經》本作「石甚」，故皇甫謐據而爲《甲乙》。林所見之本作「弱甚」，傳寫之訛也。

其動應衣，脉宗氣也

《甲乙經》四「衣」作「手」，「脉」下有「之」字。顧氏觀光《校勘記》曰：「衣」字誤，當依《甲乙經》作「手」。

晉蕃按：張氏琦《釋義》謂「其動應衣」四字衍，殆不考《甲乙》，以爲與下文複出耳。詳王注文義，「脉」下當補「之」字。

乳之下其動應衣，宗氣泄也

林校曰：全元起本無此十一字，《甲乙經》亦無，詳上下文義，多此十一字，當去。錢熙祚《素問跋》曰：林億據全本及《甲乙經》并無此十一字，以爲衍文。按「乳下之動應衣者」，病終不治，以今驗古，信而有徵。林氏以爲衍文，蓋因上文云「其動應衣，脉宗氣也」，似與此經不合。然《甲乙經》本作「其動應手」，蓋動而微則應手，動而甚則應衣，微則爲平，甚則爲病。王氏必有所本，未可斷爲衍文矣。

寸口脉沈而弱，曰寒熱及疝瘕少腹痛

王注：沈爲陰盛，弱爲陽餘，餘盛相薄，正當寒熱，不當爲疝瘕而少腹痛，應古之錯簡爾。林校：《甲乙經》無此十五字，況下文已有「寸口脉沈而喘曰寒熱，脉急者曰疝瘕，少腹痛」，此文衍，當去。

晋蕃按：「寒熱」，《脉經》四：「一本作寒中。」

脉反四時及不間藏，曰難已

鈔《太素·尺寸診》篇作「脉逆四時，病難已」，無「及不間藏」四字。張氏琦《釋義》曰：四字衍文。

目裹微腫

《靈樞·水腫》篇「裹」作「窠」。

晉蕃按：《醫心方》十引《水脹篇》文作「目果上微腫」，蓋《靈樞》本作「果」，「窠」爲「果」之訛。《師傳》篇云「目下果大，其膽乃横」，是其證。《爾雅·釋魚》「前弇諸果」，《釋文》云：「『果』衆家作『裹』，郭作此字。」知「裹」「果」古通。

溺黄赤安卧者黄疸

新校正云：詳王注以「疸」爲「勞」義，非，若謂女勞得疸則可，若以疸爲勞非矣。

晉蕃按：《説文》：「癉，勞病也」「疸，黄病也」。詳王冰文義則《經》文是「癉」非「疸」注引《正理論》「勞癉」，明出「癉」字。段氏玉裁曰：「『癉』與『疸』音同而義别，如郭注《山海經》，師古注《漢書》皆云『癉，黄病』，王冰注《素問》『黄疸』云『疸，勞也』，則二字互相假而淆惑矣。」

婦人手少陰脉動甚者，姙子也

林校：全元起本作「足少陰」。顧氏觀光《校勘記》曰：《靈樞·論疾診尺》篇亦作「手少陰」，則全本不足信也。

太陽脉至洪大以長，少陽脉至乍數乍疏乍短乍長，陽明脉至浮大而短

新校正云：詳無三陰脉，應古文闕也。俞氏正燮《癸巳類稿》曰：《難經·七難》有「太陰之至緊大而長，少陰之至緊細而微，厥陰之至沈短而敦」，後之論者謂《素問》古本所有，今乃脱落，不知《素問》此條言人迎六陽脉并無六陰。若寸口六陰則有弦鉤，平體安得謂肺脾緊大而長，豈不死乎？以此知《難經》不可用，後之《素問》注説多由之致昧劉完素《傷寒直格》曰：「當依『緩大而長』。或云『緊大而長』者，傳寫之誤也」。

晉蕃按：俞氏此三篇爲人迎脉候，於理甚長。《陰陽别論》篇：「三陽在頭，三陰在手」，王注：「頭謂人迎，手謂氣口。」《靈樞·四時氣》篇：「氣口候陰，人迎候陽」，爲其説之所本。《難經·七難》引《經》言「少陽之至」云云，「陰陽并候」見《至真要大論》中，不得據以爲此篇之脱簡。

前曲後居

《甲乙經》「曲」作「鉤」。焦氏循《易餘籥録》曰：「居」爲「倨」之通借字，「曲」即「鉤」也，帶鉤之狀，近交鈕處句曲，欲其固尾，後則舒而倨矣。王注「居」爲「不動」，非是。

晉蕃按：作「鉤」是也。「前鉤後居」猶言「前句後据」也。程瑶田《磬折古義》謂《考工記》呼凡角爲「据句」。古人於寸、尺、咫、尋、常、仞諸度量皆以人之體爲法，《素問》則還以据句狀人體之脉，蓋借以言脉之甚，所謂「但鉤無胃」也王氏筠《弟子職正音》「居句如矩」，注：「《爾雅・釋畜》『駁倨牙』，《淮南・本經訓》作『居牙』，是『居』、『倨』同字之證。」李時溥《經義考實・周禮・車人》：「爲來倨句，磬折句視磬折爲尤曲」。

如烏之喙

林校：《千金方》作「如雞之喙」。古鈔本「烏」作「鳥」，下注同。

玉機真藏論篇第十九

太過則令人逆氣而背痛慍慍然

鈔《太素·四時脉形》篇、《中藏經》第二十八篇、《脉經》三、《千金方》十七「逆氣」并作「氣逆」。《中藏經》「而背痛」作「胷滿背痛」。《太素》《脉經》「慍慍然」并作「温温然」。

其不及則令人喘，呼吸少氣而欬

鈔《太素·四時脉形》篇、《中藏經》第二十八篇，無「吸少氣」三字。

萬物之所以合藏也

《脉經》「合」作「含」，明·表刻本《脉經》作「合」。

故其氣來沈以搏，故曰營

新校正云：按《甲乙經》「搏」字爲「濡」。「濡」，古「耎」字，乃冬脉之平調脉，若沈而搏擊於手，則冬脉之太過脉也，當從《甲乙經》「濡」字上文王注作「沈而深」。

晉蕃按：《太素》楊上善注：「營，聚也。」《靈樞·五色》篇：「察其散搏」，「搏」與「散」對，「搏」亦聚也《管子·霸言》「搏國不在敦」，古注：「搏，聚也」。殆《經》文作「搏」，故楊訓「營」爲「聚」。《甲乙經》以《素問》誤文作「搏」，義不可通，因《靈樞·經脉》篇有「少陰者，冬脉也，伏營而濡骨髓」之文，遂改作「沈以濡」耳《中藏經》第三十「冬脉沈濡而滑曰平」，《難經·四難》「按之濡舉指來實者腎也」，《十五難》：「冬脉沈濡而滑。」

五藏受氣於其所生，傳之於其所勝，氣舍於其所生，死於其所不勝

俞氏樾《讀書餘録》曰：兩言「其所生」則無別矣，疑下句衍「其」字。「其所生」者，其子也；「所生」者，其母也。《藏氣法時論》「夫邪氣之客於身也，以勝相加至其所生而愈，至其所不勝而甚，至於所生而持」，王注解「其所生」曰「謂至己所生也」，解「所生」曰「謂至生己之氣也」。一曰「其所生」，一曰「所生」，分別言之，此亦當同矣。

晉蕃按：王注「氣舍所生者，謂舍於生己者也」，固作「生己」解，其字殆涉上下文而誤衍。今本《甲乙經》引《藏氣法時論》作「至其所生而持」，誤與此同。

是順傳所勝之次

林校：七字乃是次前注，誤在此《經》文之下，不惟無義，兼校之全元起本《素問》及《甲乙經》并無此七字。直去之。慮未達者致疑，今存於注。顧氏觀光《校勘記》曰：據林氏語，此七字當入注。

晉蕃按：上節注文，林校改「逆傳」作「順傳」，則此句見前句，宜删。

法當三歲死

滑壽《素問鈔》："「三歲」當作「三日」。"

晋蕃按："「三歲」字不誤。風寒客於人，由肺遍傳五藏，法當十日死。而不死，心復傳之肺，發寒熱，是邪氣還表，病可不死。惟藏氣已傷，延久終不免於死。所謂「三歲」者，如《太玄》之「三歲不築」，注以「三歲」爲「終歲」，六渾言其大概耳。王注未免失之鑿。宜其致滑氏之疑，而吴鶴皋更改「歲」爲「嵗」也。"

真藏見十月之内死

顧氏觀光《校勘記》曰："馬注云「月」當作「日」。"

三部九候論篇第二十

貴賤更互

「互」一作「立」，日本人校，未詳所據本。顧氏觀光《校勘記》曰：吴刻「立」作「互」，依藏本改，《寶命全形論》有「互勝更立」句。

岐伯曰：有下部，有中部，有上部

《甲乙經》「下」「上」二字互易。

晉蕃按：觀下文岐伯先言下部，帝始問中部，復問上部，此處自是先下，次中，次上。皇甫謐將篇末「上部天，兩額之動脉」九句移置於此，彼文先言上部，故互易「下」「上」二字以迎合之，而不知與下文不合也。

「上部天，兩額之動脉」九句

林校：詳自「上部天」至此一段，舊在當篇之末，義不相接，今依皇甫謐《甲乙經》編次例，自篇末移置此也。張氏文虎《舒藝室續筆》曰：岐伯對帝先言下部，次中部，次上部，故下文亦先言下部之天以候肝，地以候腎，人以候脾胃之氣，次及中部，次及上部，次及五藏之敗，三部九候之失，次及可治之法，并無缺文。篇末九句複衍無義，林既悟其非，而漫移於此，亦蛇足矣，宜刪。

中部地，手陽明也

俞氏樾《茶香室經説》：下四三部既爲足三陰，則中三部當爲手三陰，乃以中部地爲手陽明，或傳寫之誤。馮一梅《疾醫九藏考》：「陽明」二字必是「厥陰」之誤。《靈樞·經脉》篇云：「心主手厥陰心包絡之脉，起於胷中」，與此《經》下文「地以候胷中之氣」正合。

手指及手外踝上五指留鍼

《太素》：「手指及手外踝上五寸指間留鍼。」

晉蕃按：王注以爲錯簡文，非也。自「帝曰：其可治者，奈何」至此，皆言可治之病，因上文有「足太陽氣絶，死必戴眼」之語，恐後人疑瞳子高者亦爲太陽氣絶之病，故上節云：「瞳子高者，太陽不足。戴眼者，太陽已絶。此決死生之要，不可不察也」，特分别言之，與前數節文義稍異，而此節即爲太陽不足之治法。觀楊氏《太素》注，此療乃是手太陽脉，以手之太陽上下接於目之内眥，故取手小指端及手外踝上五寸小指之間，蓋言取手太陽之脉，即所以治足太陽不足之病也。《經》文佚「寸」「間」二字，義不可通，王氏因疑爲錯簡。當從《太素》爲是。

經脈別論篇第二十一

骨肉皮膚

古鈔本「骨」作「肌」。

藏氣法時論篇第二十二

開腠理，致津液，通氣也

滑壽《素問鈔》曰：此一句九字疑元是注文。

晉蕃按：謂「急食辛以潤之」之注文。此篇日本鈔《太素》已佚，無從取證。

肝病者愈在丙丁　肝病者平旦慧

《甲乙經》六「肝病者」作「病在肝下」，「心病」等節同。古鈔本與《甲乙經》同。

禁犯焠㶦熱食温炙衣

《甲乙經》作「禁犯焠㶦，無食熱，無温衣」。林校：按别本「焠」作「焠」古鈔本、元槧本「焠」作「焠」。

晉蕃按：「焠」即《調經論》「焠鍼藥熨」之「焠」别本作「焠」，傳寫之訛。「㶦」，亦作「炱」。《説文》：「灰，炱煤也。」「㶦」者，蓋即《靈樞》「治季春痹以生桑灰置之坎中」之類。上文俱云「禁」，此獨云「禁犯」者，明「焠㶦」所以治病，特腎病則禁犯之也。注家俱讀連下句，謂焠㶦之熱食，非是，當從《甲乙經》「焠㶦」絶句。「温衣」則當從《經》作「温炙衣」，温厚之衣未必爲腎病之所禁，「温炙衣」猶《後漢·馮異傳》之「對竈燎衣」也。

粳米牛肉棗葵皆甘　小豆犬肉李韭皆酸

《靈樞·五音五味》篇：「粳米」作「稷」，「小豆」作「麻」，《五味》篇「小豆」作「麻」。新校正：《甲乙經》《太素》「小豆」作「麻」。劉寶楠《釋穀》曰：《素問》「粳米甘，小豆酸，麥苦，大豆鹹，黄黍辛」，《靈樞·五味》篇：「粳米甘，麻酸，大豆鹹，麥苦，黄黍辛」，《五音五味》篇：「麥苦，大豆鹹，稷甘，黍辛，麻酸」。《九穀考》云：《五音篇》與《月令》同。合觀之，「粳」「稷」可互取，「小豆」「麻」可互取也。

宣明五氣篇第二十三

陰病發於肉

《太素》作「味病發於氣」。

晉蕃按：陰病發於肉，脾之病也。脾胃者倉廩之官，五味出焉，故《太素》謂之「味病」。云「發於氣」者，《陰陽應象大論》曰：「陽爲氣，陰爲味」，蓋陽之病陰也。王注謂「肉陰靜，故陽氣從之」，二本辭雖異而義則同也。

搏陽則爲巔疾

顧氏觀光《校勘記》曰：《靈樞·九鍼論》作「癲疾」，「巔」與「癲」通，注以「上巔」釋之，誤矣。林引《難經》《脉經》諸説得之。

晉蕃按：「巔」爲「顛」之俗。顛，頂也。段氏玉裁曰：「顛爲冣上，例之則爲冣下。《大雅》『顛沛之揭』，傳曰：『顛，仆也。』《論語》『顛沛』，馬注曰：『僵仆也。』」故「狂癲」之「癲」《説文》之「瘨」，《廣韻》亦作「癲」，《素問》多以「巔」爲之，與「巔頂」字同義别。

皆同命，死不治

《甲乙經·經脉》篇四無「命」字。

寶命全形論篇第二十五

岐伯對曰：夫鹽之味鹹者，其氣令器津泄；絃絶者，其音嘶敗；木敷者，其葉發。病深者，其聲噦。人有此三者，是謂壞府，毒藥無治，短鍼無取，此皆絶皮傷肉，血氣爭黑

新校正云：按《太素》云「夫鹽之味鹹者，其氣令器津泄，絃絶者，其音嘶敗，木陳者，其葉落，病深者，其聲噦，人有此三者，是謂壞府，毒藥無治，短鍼無取，此皆絶皮傷肉，血氣爭黑」，三字與此《經》不同而注意大異。楊上善注云：言欲知病徵者須知其候，鹽之在於器中津液泄於外，見津而知鹽之有鹹也，聲嘶知琴瑟之絃將絶，葉落知陳木之已盡日本傳鈔本「盡」，《太素》作「蠹」，舉此三物衰壞之徵，以比聲噦識病深之候。人有聲噦同三譬者是爲府壞之候，中府壞者病之深也，其病既深，故鍼藥不能取，以其皮肉血氣各不相得故也。俞氏樾《讀書餘録》：楊上善注以上三句譬下一句，義殊切當，「木敷」「葉發」亦當從彼作「木陳」

「葉落」。本是喻其衰壞，自以「陳」「落」爲宜也，惟「人有此三者」句尚未得解，《經》云「有此三者」，不云「同此三者」，何得以「同三譬」説之？疑「此皆絶皮傷肉，血氣争黑」十字當在「人有此三者」上。絶皮一也，傷肉二也，血氣争黑三也，所謂「三者」也。病深而至於聲𠻳，「此皆絶皮傷肉，血氣争黑，人有此三者，是謂壞府，毒藥無治，短鍼無取」，文義甚明。傳寫顛倒，遂失其義。又按：《太素》與此經止「陳」「落」二字不同而新校正云「三字」者，蓋「其音嘶敗」，王本作「其音嘶嗄」，故注云：「陰囊津泄而脉弦絶者，診當言音嘶嗄，敗易舊聲爾」。又曰：「肺主音聲，故言音嘶嗄」，皆以「嘶嗄」連文，是其所據《經》文必作「嘶嗄」，不作「嘶敗」，與《太素》不同，故得有三字之異。

晉蕃按：王注以「言音嘶嗄」釋「嘶」字，「敗易舊聲」釋「敗」字，似所據之本亦作「嘶敗」。林校謂《太素》「三字與此《經》不同」者，蓋「血氣争黑」《太素》「黑」作「異」，合「陳」「落」爲三字也。「血氣争異」即《靈樞·口問》篇「血氣分異」之義，故楊注以「皮肉血氣各不相得」釋之。

知萬物者謂之天子

《太素》「知」作「荷」。

晉蕃按：下節楊上善注云：「此爲天子所知」，則《太素》「荷」上有「知」字，特《素問》奪「荷」字耳。

呿吟至微

晉蕃按：《呂覽・重言》篇「吟」作「唫」，高誘注：「呿開唫閉。」《莊子・秋水》篇云：「公孫龍口呿而不合」，《易緯・辨終備》作「呿吟」，鄭注：「闢閉也。」「呿」「吟」殆古語義，當如鄭、高二注。王氏以「欠呿」「吟歎」分訓「呿」「吟」二字，非《經》義。

木得金而伐，火得水而滅，土得木而達，金得火而缺，水得土而絶

《太素》「土得木而達」作「土得水而達」，無「金得火而缺，水得土而絶」二句。

晉蕃按：楊上善注謂「五行相剋，還復相資」，於義甚長。《經》蓋約舉相剋相資之理言木火土，而餘可類推。校《素問》者不解相資之理，因改「土得水」爲「土得木」，而又補「金得火而缺，水得土而絶」二句，殊非古人立言舉一反三之旨。又按丹波元簡《素問識》曰：「『達』，王訓『通』，與『伐』『滅』『缺』『絶』義相乖，可疑。」蓋改「水」爲「木」而猶仍「達」字，

足爲校改之確證。

黔首共餘食

新校正云：全元起本「餘食」作「飽食」，《太素》作「飲食」。顧氏觀光《校勘記》曰：當依《太素》作「飲」。

晉蕃按：衛正叔《禮記集説》據嚴陵方氏引《素問》作「黔首共飲食」，明·楊慎《升庵集》引亦作「飲食」。

二曰知養身

新校正云：《太素》「身」作「形」。

晉蕃按：日本鈔《太素》作「身」。

知府藏血氣之診

《太素》「府」作「輸」。

道無鬼神，獨來獨往

鈔《太素·知鍼石》篇「來往」二字互易。

晉蕃按：《關尹子》云：「故黄帝曰：道無鬼神，獨往獨來。」蓋引此文。

衆脉不見，衆凶弗聞

《甲乙經》「不見」作「所見弗聞」。

可玩往來

《太素》「玩」作「抏」。《史記·倉公傳》「案抏」注謂「案摩玩弄」。

晉蕃按：《考工記》「輻廣而鑿淺，則是以大抏」「抏，五骨反，動貌」，音訓與楊注正同，則《太素》經文是「抏」，非「抗」。作「抗」者，形近而改訛。「抏」與「玩」同，見《荀子·王霸篇》楊倞注。傳寫《素問》者因以「玩」爲之。王氏則順文訓釋，未嘗細檢耳《説文》「髡」之重文從「元」，「軏」作「軏」，偏旁之「兀」，古亦有作「元」者，「元」從「兀」聲，彼則以聲近而通，此非其例。

間不容瞚

新校正云：《甲乙經》「瞚」作「暄」，全元起本及《太素》作「眴」。

晉蕃按：字書無「暄」，「暄」爲「瞚」之訛，「眴」則與「瞚」同。《韻會舉要》曰：「《莊子》『終日視而目不瞚』，今文作『瞬』《庚桑楚》篇。瞬，俗瞚字，或作『眴』。《前漢書·項籍傳》『眴籍曰：可行矣』，謂動目使之。」

鍼耀而勻

《太素》「耀」作「燿」。

晉蕃按：《説文》無「耀」，「燿」爲「耀」之正字。《史記·司馬相如列傳》「得耀乎光明」「總光耀之采旄」，《漢書》皆作「燿」。

刺虚者須其實，刺實者須其虚

顧氏觀光《校勘記》曰：二句誤倒，當依《鍼解》乙轉。「實」字與下文「失」「一」「物」韻。

八正神明論篇第二十六

天温無疑

元槧本「疑」作「凝」。《甲乙經》五、《移精變氣論》王注引并作「凝」。

晉蕃按：盧氏文弨《史通拾補》曰：「『凝』，古但作『疑』疑，古文凝字，《易》『冕』字注。」

故日月生而寫

《移精變氣論》王注引「日」作「曰」。俞氏樾《讀書餘録》曰：上云「月始生則血氣始精，衛氣始行」，又云：「月生無寫」，并言月不言日，且日亦不當言生也，「日」疑「曰」字之誤。

晉蕃按：此篇「故日月生而寫」作「故曰月生而寫」，《上古天真論》「其民故日朴」作「其民故曰朴」。古人「日」「曰」二字同一書法，説詳彼篇。

血氣揚溢

《移精變氣論》王注引「揚」作「盈」。

晉蕃按：注謂「血氣盛也」，作「盈」是。

四時者，所以分春夏秋冬之氣所在，以時調之也，八正之虚邪而避之勿犯也

張氏琦《釋義》曰：「之也」二字衍。俞氏樾《讀書餘録》曰：本作「四時者，所以分春秋冬夏之氣所在，以時調八正之虚邪而避之勿犯也」，今衍「之也」二字，文義隔絶。

晉蕃按：《太素》有「之也」二字。楊上善注：「四時者，分陰陽之氣爲四時以調血氣也。」「八正之虚邪」句與下文「以身之虚而逢天之虚」云云爲一節，義亦通。

觀其冥冥者

鈔《太素·本神論》篇「其」作「於」。顧氏觀光《校勘記》曰：下文「其」作「於」，《靈樞・官能》篇亦作「於」。

是故工之所以異也

顧氏觀光《校勘記》曰：「故」即「固」字。

晉蕃按：《儀禮・士昏禮・記》「某固敬具以須」，《白虎通》作「某故敬具以須」，以「故」爲「固」，古蓋有此例。

救其已敗

顧氏觀光《校勘記》曰：古鈔本無此四時，當依《靈樞》作「因敗其形」《官能》篇。

晉蕃按：鈔《太素・神論》篇亦無此句，或爲王氏所增，宜從删。

故曰：寫必用方，其氣而行焉

古鈔本旁注：「而」作「易」。《靈樞・官能》篇「而」作「乃」。

晉蕃按：《素問》作「而」，《靈樞》作「乃」，并爲「易」之爛文。

血氣者人之神，不可不謹養

晉蕃按：《四氣調神大論》王注謂二句出《靈樞經》，今《靈樞》無此文，王注誤。

慧然在前

《太素》「慧」作「惡」。俞氏樾《讀書餘録》曰：「慧然在前」本作「卒然在前」，據注云：「慧然在前，按之不得，言三部九候之中，卒然逢之，不可爲之期準也。《離合真邪論》曰：『其陰與陽，不可爲度，從而察之，三部九候，卒然逢之，早遏其路』，此其義也」，注中兩「卒然」字正釋《經》文「卒然猶在前」之義，因《經》文誤作「慧然」，遂改注文亦作「慧然在前」，非王氏之舊也。尋《經》文所以致誤者，蓋涉下文「慧然獨悟，口弗能言」而誤。王於下文注曰「慧然，謂清爽也」，則知此文之不作「慧然」矣，不然，何不注於前而注於後乎？

晉蕃按：《太素》作「惡然在前」，楊上善注：「何能知其病之在前」，正下文「按之不得，不知其情」之義。殆「惡」字上半爛失，遂涉下文而誤爲「慧然」。王氏以爛文不可辨識，因據《離合真邪論》之文以「卒然」釋之，林校時《太素》未佚而不據以校改者，此篇《經》文盡見《太素・天忌》《本神論》二篇中，林於本論篇題下注云：「與《太素・知官能》篇大意同，文勢小異」，可見於彼二篇失校，故猶仍「惡」誤爲「慧」之舊。

離合真邪論篇第二十七

彈而怒之

《難經·七十八難》「怒」作「努」。《國策·秦策》「扁鵲怒而投其石」注：「石，砭，所以砭彈人臃腫也」。

抓而下之

鈔《太素·真邪補寫》篇「抓」作「搔」。《難·七十八》作「爪」。晉蕃按：《後漢書·趙壹傳》注作「搔而下之」，蓋「抓」「搔」一也。《廣雅·釋詁》「抓，搔也」，王氏念孫《疏證》云：「《文選·枚乘諫吴王書》『夫十圍之木，始生如蘖足，可搔而絶』，李善注引《莊子》逸篇云：『豫、章初生，可搔而絶』，『抓』亦『搔』也。」《太素》楊上善注：「一曰掐徒勞反，彈已，掐令下之。」然則一本又作「掐」也。《難經》作「爪」，注謂「以爪掐至肉中也」，與楊注一本義同慧琳《大藏音義》三十四引《埤蒼》：「抓，掐也，亦作爪」。

其氣以至

鈔《太素·真邪補寫》篇楊上善注「以」作「已」。顧氏觀光《校勘記》曰：「以」即「已」《六節藏象論》「四盛已上爲格陽」，「四盛已上爲關陰」，「四倍已上爲關格」，俱作「已」。

不可挂以髮者，待邪之至時而發鍼寫矣

俞氏樾《讀書餘録》曰：「不可挂以髮者」六字衍文，「寫」字乃「焉」字之誤，本作「待邪之至時而發鍼焉矣」，蓋總承上文而結之。上文一則曰：「其來不可逢，此之謂也」，一則曰：「其往不可追，此之謂也」，此則總結之曰：「待邪之至時而發鍼焉矣」，正對黄帝「候氣奈何」之問。今衍此六字，蓋涉下文而誤。下文云：「故曰知機道者，不可挂以髮，不知機者，扣之不發」，今誤入此文，義不可通，又據上文雖是言「寫」，然「發鍼寫矣」，殊苦不詞，蓋「寫」與「焉」形似而誤耳。

晉蕃按：此篇文自「方其來也」至「不知機者扣之不發」，并釋《靈樞·九鍼十二原》之文，詳彼篇文義，亦不應有，此句爲衍文無疑。

温血也

張氏琦《釋義》曰:「温」疑作「蘊」,蓄血也。

晉蕃按:《詩·小宛》「飲酒温克」,疏作「蘊」。《史記·酷吏·義縱傳》「敢行少蘊藉」,《漢書》作「温」。「温」「蘊」古字通用。

脉懸小者何如

《脉經》九「懸」作「弦」。

手足温則生

林校:《太素》無「手」字,楊上善云:「足温氣下,故生。」

晉蕃按:《脉經》作「四肢温者生」,是。王叔和所據之本有「手」字,與今本同。《甲乙經·婦人雜病》篇亦作「手足温則生」。

通評虛實論篇第二十八

脉氣上虛，尺虛是謂重虛

新校正云：按《甲乙經》作「脉虛、氣虛、尺虛，是謂重虛」，此少一「虛」字，多一「上」字。張文虎《舒藝室續筆》曰：下文明列氣虛、尺虛、脉虛三款，蓋此文脱誤。若如王注言尺、寸脉俱虛，則一脉虛而已。

如是者，故從則生，逆則死

古鈔本、元槧本無「故」字。

與纓脉各二

晉蕃按：「纓脉」當是「嬰脉」。王注：「纓脉，足陽明脉。」《靈樞・寒熱病》篇：「頸側之動脉人迎。人迎，足陽明也，在嬰筋之前。」《文選・天臺山賦》「方解纓絡」，注：「纓與嬰通。」

肥貴人則高梁之疾也

《腹中論》王注引「肥」上有「甘」字。

晉蕃按：詳注文「肥者令人熱中，甘者令人中滿」，是王氏所據之本有「甘」字《後漢書・襄楷傳》「甘肥飲美，單天下之味」，《晉書・高崧傳》「每致甘肥於母」，多以「甘肥」連文，《經》文諸本并奪「甘」字，殆傳寫失之也。

太陰陽明論篇第二十九

氣日以衰

古鈔本、元槧本無「氣」字。

晉蕃按：涉上句「氣」字而複。下文作「日以益衰」，亦無「氣」字。

脾與胃以膜相連耳

林校：按《太素》作「以募相連」《太素》「膜」作「募」。

晉蕃按：《靈樞·邪客》篇「地有林木，人有募筋」，亦作「募」。

熱論篇第三十一

其死皆以六七日之間，其愈皆以十日以上者，何也

晉蕃按：《傷寒論》曰：「發於陽者七日愈，發於陰者六日愈」，與此不合。

陽明主肉

《外臺秘要》二「肉」上有「肌」字。

晉蕃按：今本《外臺》多依王本《素問》校改，此其改之未盡者。

少陽主膽

林校：全元起本「膽」作「骨」，《甲乙經》《太素》并作「骨」。巢氏《諸病源候》七作

「骨」。《外臺秘要》一作「膽」。丹波元簡《素問識》曰：《外臺》引本篇文云出第九卷中，考「新校正」此篇全本在第五卷，蓋王氏改「骨」作「膽」，而宋人依以改《外臺》也。且《靈樞·經脉》篇云「膽主骨」，於陽明不云主胃，而云主肉，則理宜於少陽亦云主骨，蓋太陽主皮毛原作「皮膚」，據上文王注改，陽明主肉，少陽主骨，從外而内，殆是半表半裏之部分，故改「膽」作「骨」，於義爲長。

晉蕃按：《甲乙經》《太素》并出《素問》，二本作「骨」，蓋所據之古本如是也。《外臺》獨作「膽」，其書成於天寶十一載，此時王注《素問》未出，而引《素問》卷數與王本同，知今本《外臺》經後人依王本《素問》校改，不足信也。

而未入於藏者

林校：全元起本「藏」作「府」，《太素》亦作「府」。《甲乙經》七、王叔和《傷寒例》并作「府」顧氏觀光曰：「《外臺》引《傷寒例》直稱王叔和，蓋唐以前人皆知此篇爲叔和作，未嘗混入正文」，《巢氏病源》七、《外臺秘要》一并作「藏」。

晉蕃按：《甲乙經》《太素》并作「府」鈔《太素·熱病決》篇楊上善注：「熱在三陽經中，未滿三日未至於府」，可證古本《素問》作「府」也。陳振孫《書録解題》謂《外臺秘要》諸論多本《巢氏病源》，今二本并作「藏」，知改「府」爲「藏」不始於王氏矣。

則頭痛口乾而煩滿

林校曰：《傷寒論》云：「煩滿而渴」。

晉蕃按：《外臺》引《素問》正作「頭痛口乾，煩滿而渴」。

譫言

《外臺》引《素問》《甲乙經》「言」并作「語」。

晉蕃按：王注謂：「妄謬而不次也。」林校據全元起云：「譫言者，氣虚獨言也。」

暑當與汗皆出勿止

張氏琦《釋義》曰：八字有脱誤。

晉蕃按：《金匱真言論》曰：「夏暑汗不出者，秋成風瘧」，《經》蓋謂暑當與汗皆出，勿止之也，非脱誤。又按彼篇林校謂與上文「藏於精者，春不病温」義不相接，是論時令之暑，與此篇之論伏暑有異，但伏氣外發，遏而止之，必還入裏而成堵症，特戒人勿止之，義正相通。

刺熱篇第三十二

先淅然厥，起毫毛

《甲乙經》七「淅然」作「悽悽然」。鈔《太素·五藏熱病》篇作「先泝然起毛」。顧氏觀光《校勘記》曰：依《釋音》「淅」上當有「洒」字。

晉蕃按：《調經論》「洒淅起於毫毛」，《甲乙經》作「悽厥起於毫毛」。張氏文虎曰：「『悽厥』亦寒貌，與『洒淅』文異義同。以《甲乙經》證之，則此處《經》文當亦作『洒淅』，知《釋音》不誤《風論》『洒然寒』，《甲乙經》作『悽然寒』，《刺瘧篇》『令人洒洒然』，《甲乙經》作『令人悽悽然』。《甲乙經》之『悽』殆即《素問》之『洒』。《太素》作『泝然』則爲『淅』之壞文，與《甲乙經》之『淅然起毫毛』，《皮部論》作『泝然起毫毛』，其誤正同。」

先飲之寒水乃刺之

顧氏觀光《校勘記》曰：吴刻「先」作「以」，「以」即「已」字，亦通。晉蕃按：《太素》作「已飲之寒水乃刺之」。王氏鳴盛曰《十七史商榷》二十八：「『已』即『以』也，古作『吕』，隸變爲『已』，又旁加『人』，遂作『以』，《太素》作『已』，猶存古意。」

熱病先胷脅痛，手足躁，刺足少陰，補足太陽

新校正：詳「足太陰」全元起本及《太素》作「手太陰」。龐安時《傷寒總病論》曰：據《傷寒》皆忌土敗木賊，是證足少陽木受邪，當傳剋脾土，故宜瀉足少陽之邱墟，而補足太陰之太白，《素問》云「補足太陰」者是也。

太陽之脉，色榮顴骨，熱病也

鈔《太素》「太陽之脉」四字屬上節。林校：楊上善云：「赤色榮顴者，骨熱病也」，與王氏之注不同王注「色榮顴骨」絶句，楊注「色榮顴」絶句，「骨」字下屬。張氏文虎《舒藝室續筆》曰：「榮顴」者，色之見於面部者也，言「顴」不必言「骨」，林引楊上善「骨」字下屬是。

晉蕃按：楊上善節注文歷舉足太陽、足少陽、足少陰之脉，是以太陽之脉屬上節矣，然其注下文「與厥陰脉争見」，則曰「太陽水色見時，有木争見者水死」，是又以「太陽之脉」與「色榮顴」連文矣，兩相矛盾如此。詳此節《經》文與後一節「少陽之脉色榮頰筋，熱病也」相對爲文，則節首自當有「太陽之脉」四字。況下文「與厥陰脉争見」謂太陽與厥陰争見也，則四字屬此而不屬上明甚，當從《素問》，不當從《太素》。惟「骨」字連「顴」讀，則王注非是，當從《太素》讀作「骨熱病也」爲是。

榮未交，曰今且得汗，待時而已

林校：《甲乙經》《太素》作「榮未夭」，下文「榮未交」亦作「夭」。鈔《太素》「曰」作「日」。

晉蕃按：作「夭」者是也。《三部九候論》「其色必夭」，注：「夭謂死色異常之候也。」「榮未夭」者，言色雖榮顴而未至死色異常之候。楊上善曰：「赤色未夭之日」，蓋《太素》「曰」作「日」，言「榮未夭之日」，與下「今且得汗待時而已」語意一貫，王注以「曰」爲引《經》之辭，則「今且」云云語意不全，《素問》引古似無此例也。

其熱病内連腎，少陽之脉色也

《太素》《脉經》七「病」下有「氣」字，無「少陽之脉色也」六字。

晉蕃按：詳王注「若赤色氣」云云，是王氏所據之本亦有「氣」字《甲乙經》有「氣」字。注中「病或爲氣」，恐字誤也，似後人校書之辭羼入王注，殆據者所見之本脱一「病」字，遂疑「氣」爲「病」之誤字而删之。至「少陽之脉色也」六字，則屬下文而重出，王氏依重出之文强解之，林校以爲王氏所添，非也。

少陽之脉，色榮頰前，熱病也

林校曰：《甲乙經》《太素》「前」字作「筋」。顧氏觀光《校勘記》曰：「筋」字是。少陽者，肝之表也。肝主筋，故爲筋熱病。

評熱論篇第三十三

不能食者，精無俾也

《甲乙經》七、《脉經》七「俾」并作「裨」。鈔《太素·熱病説》篇「精無」二字疊，「俾」作「癉」。

晉蕃按：「俾」與「裨」，《説文》皆訓爲「益」，音義并同。《太素》則以「精無」絶句。楊上善注：「熱邪既勝，則精液無，精液無者惟有熱也。癉，熱也。」於義亦通，蓋所傳之本異文也。

病而留者

新校正云：《甲乙經》作「而熱留者」。顧氏觀光《校勘記》曰：《甲乙經》作「熱而留者」，未知孰是，然文義并不可通。錢氏熙祚《脉經跋》曰：《脉經》第七云：「汗出而熱留者，壽可立而傾也」，今《素問》誤作「病而留者」，《甲乙經》又誤作「熱而留者」，推尋文義，當以《脉經》爲正。

飲之服湯

鈔《太素·熱病説》篇、《脉經》七并無「服」字。顧氏觀光《校勘記》曰：無「服」字，與王注合。

晉蕃按：「飲之湯」與上篇「飲之寒水」句法一例，彼云「以飲之寒水乃刺之」，此云「表裏刺之，飲之湯」，蓋「刺之」「飲之」，古人有此治法，以上篇例之，益知「服」字爲傳寫者誤出。

食不下者，胃脘病也

元槧本「不」下有「能」字。

逆調論篇第三十四

腎者水也，而生於骨

《甲乙經》十「生」作「主」，無「於」字。

瘧論篇第三十五

注於伏膂之脉

《靈樞·歲露論》篇「膂」作「衝」。林校曰：「伏膂之脉」，《甲乙經》作「太衝之脉」，《巢方》作「伏衝」。

晉蕃按：「膂」，膂骨也，膂屬背。《釋名》：「背，倍也，在後稱也。」《陰陽離合論》云：「前曰廣明，後曰太衝」，故「伏膂」亦謂之「太衝」，「伏」爲「太」之異文，詳《上古天真論篇》。

經言無刺熇熇之熱，無刺渾渾之脉，無刺漉漉之汗

林校曰：全元起本及《太素》「熱」作「氣」。《靈樞·逆順》篇「無刺渾渾之脉」「無刺漉漉之汗」二句互易。顧氏觀光《校勘記》曰：據《靈樞·逆順》篇所引則三句係《刺法》文。

晉蕃按：《説文》：「熇，火熱也。」言「熇」，不必重言「熱」，作「氣」是。《素》《靈》所引同出一經而二句上下互易者，古人傳經多由口授，不盡出於縑素也，足證《素問》引經悉本上古遺篇，不得據爲《刺法》亡篇之逸文。

外無氣，故先寒慄也

劉完素《素問玄機原病式》「氣」上補「陽」字。

晉蕃按：承上文「陽氣并於陰」而言，出一「氣」字而義已明，此正古人文字簡處，補字不必。

病極則復至病之發也

林校：《甲乙經》、全元起本及《太素》「至」字連上句，與王氏之意異。顧氏觀光《校勘記》曰：以後文「極則陰陽俱衰」證之，當從王注。

晉蕃按：全元起本今不可見，鈔《太素》《甲乙經》則俱無注文隔絶，若何斷句，無從知之，後文謂「極則故病得休」，此謂「病極則復」，以彼證此，當從王注，顧氏校勘之言是。

方其盛時必毀

林校：《太素》云：「勿敢必毁。」顧氏觀光《校勘記》曰：此句疑有脱誤。《靈樞·逆順》篇云：「方其盛也，勿敢毁傷。」

晉蕃按：似奪「勿敢」二字。但此文與《靈樞》文俱引古經之言，古人引經不規規於文字之間，讀者勿以辭害意。

以春病者惡風

《太素》「惡」作「誣」。

晉蕃按：段氏玉裁曰：「誣，與『惡惡』之『惡』略同。」

令人消爍脱肉

《金匱要略·瘧病》篇、巢氏《病源》十一「脱」并作「肌」。

晉蕃按：《說文》「脱，消肉臞也」，段氏玉裁曰：「消肉之臞，臞之甚者也。今俗語謂瘦太甚者曰『脱形』，言其形象如解蜕也。」此「脱」之古義，與《經》之言「癉瘧」正合，蓋謂熱邪消爍之甚，至於脱肉也。作「肌肉」者涉上文「温瘧之肌肉消」而誤。鈔《太素·三瘧》篇、《甲乙經》七、《千金方》十、《外臺秘要》五，正作「消爍脱肉」。

刺瘧篇第三十六

脾瘧者令人寒，腹中痛

鈔《太素·十二瘧》篇、《巢氏病源》十二「寒」上有「疾」字。《甲乙經》七、《千金方》十「寒」上有「病」字。《外臺秘要》五「寒」上有「病」字，「寒」下有「則」字。顧氏觀光《校勘記》曰：《聖濟總録》「寒」下有「則」字，與下句一例。

瘧脉滿大急，刺背俞，用五胠俞、背俞各一，適行至於血也

林校：此條文注共五十五字，當從删削。顧氏觀光《校勘記》曰：今文注共五十七字，疑正文「五胠俞」下衍「背俞」二字，「用」當作「及」。

便宜用藥

古鈔本、元槧本無「宜」字。《甲乙經》亦無「宜」字。

氣厥論篇第三十七

如囊裹漿，水之病也

新校正：按《甲乙經》「水之病也」作「治主肺者」，《太素·寒熱相移》篇作「治肺者」。

晉蕃按：全元起本此篇與《厥論》相并，《厥論》各經多言「治主病者」四字，凡七見，殆彼篇之文分篇時誤入此篇。至彼言「治主病者」，此言「治主肺者」，或因節首「肺」字轉輾校改，若黄氏《懸解》改「水之病也」爲「水之狀也」。玩「如」字明指狀言病，即謂病狀，古人文義簡質，不必改字。

傳爲柔痓

成無己《傷寒論注》曰：「痓」當作「痙」，傳寫之誤也。

晉蕃按：王氏念孫《讀書雜誌》云：「《大荒南經》『大荒之中有山，名曰去痓』，郭音『風痙之痙』，今本訛作『痓』。凡醫書内『痙』字多如此作。」王氏筠《説文釋例》曰：「當以『痙』爲正，六朝寫書用草字，因訛爲『痓』。」

上爲口糜

《釋音》作「麋」。日本仿宋槧本「糜」作「麋」。《校訛》云：「元槧本作『糜』。」

晉蕃按：朱駿聲《説文通訓定聲》於「麋」篆下引作「上爲口麋」，云：「假借爲『麃』。」

爲虙瘕爲沈

王注：「虙」與「伏」同。

晉蕃按：「虙」讀與「伏」同，《漢書》注屢見之。「沈」與「伏」對《四氣調神大論》「腎氣獨沈」，注：「沈謂沈伏也」，「沈」下當有闕文。王注以「月事沈滯」釋之，與上文「移熱於大腸」義不可通。張子和《儒門事親》引此文作「伏瘕爲沈」，謂沈者月事沈滯不行，故云「伏瘕」，於本文二「爲」字殊欠分曉。張氏琦《釋義》謂「沈」當作「癥」，向壁虛造，亦未可據。高世栻《直解》「沈」下補「痔」字，「沈痔」見《靈樞·邪氣藏府病形》篇，差爲得之。

善食而瘦入，謂之食亦

《甲乙經》作「善食而溲，名曰食㑊」「入」作「又」，在「㑊」字下。林校：王氏注云：「善食而瘦入也」，殊爲無義，不若《甲乙經》作「又」，讀連下文。《聖濟總録》「入」作「人」。

晉蕃按：王注「瘦入」，固失之，《聖濟總録》「入」作「人」，亦非是。《甲乙經》「入」作「又」，讀連下文，云：「又胃移熱於膽，亦名食㑊。」於義爲長。至「瘦」之作「溲」，則傳寫之誤，「亦」之作「㑊」，更難强解。《風論》「怢栗而不能食」，《甲乙經》「怢栗」作「解㑊」，「不能食」由於「解㑊」，「善食」何以名曰「食㑊」？段玉裁曰：「醫經之『㑊』，當作『㑊』字。《説文》：『㑊，惰也。』」義於「解㑊」可通，於「食亦」難通。不若從王注「亦，易也」，謂食入移易而過，不生肌膚。《骨空論》「易髓無空」，王注：「易，亦也。」二字王氏蓋互訓。

傳爲衄衊瞑目

《太素》「衊」作「蔑」。

晉蕃按：「蔑」爲目眵，《太素》作「蔑」是也鈔本作「瞜」，俗「瞢」字，傳寫之訛，楊注音訓不誤。《説文》「衄，鼻出血也」，「衊，污血也」，二字連文，於義複出，《經》作「衊」者，殆涉上「衄」字而誤從「血」耳《六元正紀大論》：「少陰所至，爲悲妄衊衄」。

又按：慧琳《大藏音義》五「蔑，目勞無精光，欲睡也」，《呂覽》「氣鬱處目，則爲䁾爲盲」，字□蔑不省，與下「瞑目」連文，於義爲長。

欬論篇第三十八

喉中介介如梗狀

新校正云：按《甲乙經》「介介如梗狀」作「喝喝」。

晉蕃按：《史記·屈賈傳》《索隱》：「蔕介，鯁刺也」，「介介」蓋以形容梗狀《方言》：「凡草木刺人，自關而東或謂之梗」。《廣蒼》：「喝，聲之幽也。」《莊子·庚桑楚》：「嗌不喝。」崔注：「喝，啞也。」「喝喝」蓋言喉中聲之不揚，故不如梗狀。林校謂「介介如梗狀」作「喝喝」，是當日所據之《甲乙經》無「如梗狀」三字。

晉蕃又按：心欬「喉中介介如梗狀」，與《甲乙經》「心脉大甚，爲喉吤吤」義同《靈樞·邪氣藏府病形》篇作「喉吤」。

欬而遺失

鈔《太素·渴論》篇「失」作「矢」。林校：《甲乙經》作「遺矢」。《醫心方》作「遺屎」。顧氏觀光《校勘記》曰：「矢」字是。

晉蕃按：「屎」即「矢」。《史記·廉頗藺相如列傳》「然與臣坐頃之三遺矢」，《索隱》：「『矢』，一作『屎』。」《醫心方》作「屎」，可證「遺失」爲傳寫之誤。

欬而失氣，氣與欬俱失

《醫心方》九無下「失」字。

晉蕃按：《玉篇·米部》「糟，失氣也」，《屍部》「屁，泄氣也」，「失氣」即「泄氣」。「氣與欬俱失」，猶言氣與欬俱泄，《玉機真藏論》「心脉不及，上見欬唾，下爲氣泄」，字正作「泄」。《醫心方》不知「失」之爲「泄」，以欬不可言「失」，故去一「失」字。然「氣與欬俱」，文不成義矣。

舉痛論篇第三十九

新校正云：所以名「舉痛」之義未詳。按本篇乃黄帝問五藏卒痛之疾，疑「舉」乃「卒」字之誤也。

善言人者，必有厭於己

《太素·耶客》篇無「有」字。

所謂明也

古鈔本、元槧本「明」字疊。《太素·耶客》篇「也」作「矣」。

今余問於夫子

《太素·耶客》篇「夫子」下有「令可驗於己」句。

而發蒙解惑

《太素·耶客》篇「而」作「如」。元槧本亦作「如」。顧氏觀光《校勘記》曰：藏本作「如」，與王注合。

晉蕃按：「而」「如」古通用。《荀子·彊國篇》「黭然而雷擊之」，《韓詩外傳》作「如雷擊之」。此「而」字義爲「如」，不煩改字。王念孫《讀書雜志》曰：「古書多以『而』『如』互用，而其義則皆爲『如』。」

或喘動應手者

丹波元簡《素問識》：「喘」或是與「蝡」通。

晉蕃按：《荀子·勸學》篇：「端而言，蝡而動」注：「端讀爲喘」，《臣道》篇：「喘而言，臑而動」注：「臑與蝡同」，「喘」與「蝡」并分别言之，非比音近通用。「蝡」，《集韻》或作「蠕」，「喘」似是「蠕」之壞文。《説文》：「蝡，動也」，解與《荀子》書同。作「蝡動」，是上文「或按之而痛止，或按之無益」，此云「蝡動應手者」，承上言按之而蝡動應手耳。

或痛而嘔者

晉蕃按：《太素》作「或腹痛而悗悗歐者」，楊上善注：「悗音悶。」《靈樞·口問》篇：「心悗」「心」當從《太素》作「足」，《太素》作「足悶」。蓋「悗」即「悶」也。《風論》「悶則熱」，而「悶」注「不爽貌」。「腹痛而嘔」，合下句「腹痛後泄」觀之，即《六元正紀大論》所謂「太陰所至爲吐下」也《靈樞·百病始生》篇：「厥氣生足悗，悗生脛寒」。

得炅則痛立止

方以智《通雅》曰：《靈樞》之「炅」當與「熱」同李氏調元《卍齋瑣録》云：注「炅，熱也」，考《篇韻》中「炅，明也」，與「熱」無干，恐是「炅」字傳寫之誤。按《廣韻》：「炅，小熱貌」。

而不可按也

滑壽《素問鈔》曰：此當作「痛甚不休也」。

晉蕃按：岐伯「痛甚，不可按」之對，尚在下節。詳上下文獨「痛甚不休」之問，無對語，當從滑説，合上文「因重中於寒則痛久矣」爲一節。玩王注「按之痛甚」者，其義具下文，似王氏亦疑之。

故脅肋與少腹相引痛矣

晉蕃按：《太素》「引脅與少腹矣」，詳王注「脉急引脅與少腹痛也」，是王氏所見之本與《太素》同。

寒氣客於小腸膜原之間

《太素》作「寒氣客於腸募關元之間」。

晉蕃按：「腸募」爲「小腸膜原」之省文，「關元」即上文「衝脉起於關元之處」王注：「關元，穴名，在齊下三寸」，王惟一《銅人圖經》所謂「關元一穴，在臍下三寸小腸之募」是也。

陰氣竭

《釋義》曰：「竭」當作「極」。

癉熱焦渴

晉蕃按：《太素》作「癉熱燋竭」。《禮記·内則》《釋文》舉「焦」字又作「燋」，「燋」即「焦」也。《説文》「渴」字注「盡也」，《欠部》「㵣」字注「欲歓也」，自「㵣」字廢不用，後人乃以「渴」爲「飢渴」字，而訓「盡」之「渴」無不改爲「竭」矣《干禄字書》：「燋焦，上通下正」。

視其主病之脉堅而血及陷下者

晉蕃按：《太素》「血」下有「皮」字。《皮部論》云：「皮者脉之部也。」「堅」謂脉，「陷下」謂皮，「皮」「脉」并言是也，故下文云：「皆可捫而得也。」「堅而血」難解。上文：「寒氣入經稽遲遲」，「而」，《太素》作「血」：「血不得散」，「血」，《太素》作「而」，二字互易。此

「血」字殆涉上「而」字誤衍，王注及楊上善故俱無解。

怒則氣逆，甚則嘔血及飧泄

新校正云：按《甲乙經》及《太素》「飧泄」作「食而氣逆」。

晉蕃按：丹波元簡《素問》謂《經脉篇》肝所主病嘔逆飧泄，不必改字。然觀下文「故氣上」，於義從皇甫本、楊本爲是。

而上焦不通

新校正云：按《甲乙經》及《太素》作「兩焦不通」。

寒則腠理閉，氣不行

新校正云：按《甲乙經》「氣不行」作「營衛不行」。

故氣泄

古鈔本下有「矣」字，與前後文例合。

神有所歸，正氣留而不行

新校正云：按《甲乙經》「歸正」二字作「止」字。

晉蕃按：皇甫本是也。「歸」字涉上文「神無所歸」而誤衍，「止」「正」字近《説文》「正」從「止」，如《莊子·在宥》「禍及止蟲」，《釋文》：「止，崔本作正」是也。《詩·終風》箋：「正，猶止也。」義亦相通。

腹中論篇第四十

名爲鼓脹

新校正云：按《太素》「鼓」作「穀」。

晉蕃按：《水經注》「土鼓城」亦作「土穀城」。《詩》「作爲式穀」叶「征以中垢」。顧炎武《唐韻正》「垢」音「古」，「穀」亦音「古」，然則「鼓」之與「穀」以音近而通也《中山經》「其草多竹雞鼓」，畢氏沅《新校正》云：「即上雞穀草。『穀』『鼓』聲相近」。

藘茹

新校正云：按《甲乙經》及《太素》「藘茹」作「蕳茹」。

晉蕃按：「蕳茹」，《太平御覽》作「閭茹」，引《建康記》曰：「建康出草盧茹。」《爾雅·釋地》「醫無閭」，《漢書·地理志》「閭」作「慮」。知「閭」「慮」「盧」聲近，古通用《史記・河渠書》「皓皓旰旰，閭殫爲河」，錢氏大昕《攷異》曰：「《漢志》『閭』作『慮』，『慮』、『閭』以音同借用」。

裹大膿血

《千金方》十二「裹」作「果」。日本多紀元堅《千金方攷異》云：諸本及《經》文「果」作「裹」，蓋是通用。

晉蕃按：《靈樞・本藏》篇「肉䐃無小裹累者胃急」，《太素》六《千金方》十六「裹」并作「果」，亦「果」「裹」通用。餘詳《平人氣象論》「目裹微腫」下。

每切按之致死

晉蕃按：「切」亦按也。《史記・扁倉傳》「不待切脉」，《正義》：「按也。」字亦作「抴」。《廣雅・釋詁》：「抴，磨也。」《字林》：「抴，摩也。」

其氣溢於大腸

晉蕃按：林校《甲乙經》「溢」下注曰：「《素問》作泄。」是林所據校之本「溢」作

「泄」也。

石藥發瘨，芳草發狂

《甲乙經》十二「瘨」作「疽」。

晉蕃按：《説文》有「瘨」無「癲」，「瘨」爲「瘨狂」之正字。但《素問》「瘨狂」字如《脉解篇》之「所謂甚則狂顛疾者」、《陰陽類篇》之「顛疾爲狂」，皆借「顛」爲之。此處作「瘨」，殆爲「疽」之誤文。《千金翼方》有「治服石及散發背癰疽方」，《外臺秘要》有「療服石之人患瘡腫方」，石藥發疽，古多有之。

刺腰痛篇第四十一

如重狀

《甲乙經》作「如腫狀」。

晉蕃按：作「腫」是。下文：「陽維之脉令人腰痛，痛上怫然腫」，王注：「陽維起於陽，太陽之所生」，故此足太陽脉腰痛如腫狀也。

不可以俛仰

《甲乙經》作「得俛不得仰」。

晉蕃按：觀下文「仰則恐俛」，皇甫本是。

不可以顧

《甲乙經》「顧」上有「左右」二字。

成骨

《甲乙經》作「盛骨」。

晋蕃按：如《易·繫辭》「成象之謂乾」，蜀才注作「盛象」是也。「成」「盛」古字通用。《風論》王注：「熱成曰厲風」，新校正云：「别本『成』一作『盛』。」

成骨在膝外廉之骨獨起者

沈氏彤《釋骨》曰：膝之上下内外皆以臏爲斷，成骨旁骱骨之端，不至上旁膝，「膝」乃「骱」之訛也。

刺陽明於胻前三痏

林校：《甲乙經》「胻」作「骭」。今本《甲乙經》作「胻」。

晉蕃按：《史記·鄒陽傳》《索隱》引《埤蒼》：「骭，脛也。」《急就章》「股脚膝臏脛爲柱」，顔師古注：「脛，胻骨也。」顧氏觀光曰：「『骭』即『胻』也，文異而義不殊。今本《甲乙經》作『胻』，蓋不知『骭』之即『胻』，據《素問》改之。」

脊内廉

新校正云：按全元起本「脊内廉」作「脊内痛」，《太素》亦同。張琦《釋義》曰：作「脊内痛」爲是，此字相近而訛也。

不可復也

《甲乙經》作「虚不可復」。

其病令人善言，默默然不慧

新校正云：詳「善言」與「默默」二病難相兼，全元起本無「善」字，於義爲允。

痛而引肩

《甲乙經》九無「而」字。顧氏觀光《校勘記》曰：藏本無「而」字。

解脉令人腰痛如引帶，常如折腰狀，善恐

《太素》「如引帶」作「別」，「恐」作「怒」。林校曰：《甲乙經》「如引帶」作「如裂」，「善恐」作「善怒」。又曰：全元起云有兩解脉，病源各異，恐誤，未詳。尤氏怡《醫學讀書記》曰：詳本篇備舉諸經腰痛，獨遺帶脉而重出解脉，按帶脉起於少腹之側，季脇之下，環身一周，如束帶然，則此所謂「腰痛如引帶，常如折腰狀」者，自是帶脉爲病，云「解脉」者，傳寫之誤也。

晉蕃按：《太素》之「如別」，即《甲乙經》之「如裂」。「裂」之假借爲「列」，「列」與「別」

《説文》同訓「分離」。《莊子》云：「天下道術將爲天下裂。」注：「分離也」亦以「裂」假借爲「列」。故《靈樞·癲狂》篇：「肾若將裂」，《太素》「裂」亦作「别」，《經》文殆誤「别」爲「引」，又誤移句首「帶」字於句末，此正改帶脉爲解脉其迹之未盡泥處。帶脉起於季脇，季脇爲足厥陰肝經章門穴之分。《脉經》胃「肝氣虚則恐，實則怒」，《經》文作「恐」，《太素》《甲乙經》作「怒」，蓋同爲帶脉所主之病，益見此節是「帶脉」非「解脉」。

晉蕃又按：《痿論》「帶脉不引，不引則爲病」，足證引帶之非病，如可據引帶字所爲帶脉之病，何以明如全元起以爲「恐誤，未詳」耶？此則尤氏沿誤之失也。

痛如小錘居其中

新校正曰：按《太素》「小錘」作「小鍼」。

晉蕃按：「錘」當作「鍼」。此腰痛爲足少陽别絡之病，上文「少陽令人腰痛，如以鍼刺其皮中」，故知作「鍼」是也。

去地一尺所

晉蕃按：「去地一尺所」，猶言「去地一尺許」也。《詩·小雅·伐木》篇「伐木許許」，

《說文》引作「伐木所所」。《漢書・疏廣傳》「數問其家金餘尚有幾所」，師古曰：「幾所猶言幾許也。」《張良傳》「父去里所，復還」，師古曰：「行一里許而還來。」「許」與「所」聲近而義同《史記・扁鵲倉公列傳》「受讀解驗之，可一年所」「要事至三年所」「今慶已死十年所」「腎部上及界要以下者枯四分所」「十八日所而病愈」，義并與此同。

刺之在郄陽筋之間

《甲乙經》「郄陽筋之間」作「郄陽之筋間」。

痛上漯漯然汗出

《甲乙經》「痛上濈然汗出」林校作「濈濈然」。

晉蕃按：《文選・海賦》注：「湁漯，攢聚貌」，謂水攢聚也，《經》蓋言汗出之貌。皇甫本作「濈」者，《埤蒼》：「濈，水行出也。」《詩・無羊》「其角濈濈」，《傳》：「聚其角而息濈濈然也。」「濈」之與「漯」，文異而義通也。

晉蕃又按：俞氏正燮《癸巳類稿・持素證篇》云：「漯，溼字。」蓋「漯」「濕」「溼」三字展轉相混《五經文字》云：「漯水」本作「濕」，經典相承作「漯」，而以「濕」爲「燥溼」之「溼」。謂「漯」爲「溼」，與下「汗乾」相對爲文，於義亦通。

刺直陽之脉

新校正云：詳上云「會陰之脉令人腰痛」，此云「刺直陽之脉」者，詳此「直陽之脉」，即會陰之脉也，文變而事實不殊。張琦《釋義》曰：「直陽」，「會陰」之訛。

刺飛陽之脉，在内踝上五寸

林校云：臣億等按：《甲乙經》作「二寸」。

大筋前太陰後

《甲乙經》無「前太陰」三字。

在太陽之外，少陰絶骨之後

《甲乙經》「後」作「端」。

頭几几然

新校正云：按《太素》作「頭沈沈然」。

晉蕃按：《靈樞·雜病》篇亦作「沈沈」。

刺郄中出血

《甲乙經》作「郄中血絡」。

晉蕃按：自「腰痛上寒」至此，并見《靈樞·雜病》篇。亦作「血絡」，皇甫本是也。

風論篇第四十二

風氣藏於皮膚之間，内不得通，外不得泄

張琦《釋義》曰：此錯簡，當在「風氣與太陽俱入」節「其道不利」之下。

故使人怢慄而不能食

新校正云：詳「怢慄」，全元起本作「失味」，《甲乙經》作「解㑊」。

晉蕃按：杭氏世駿謂「怢慄」即「解㑊」之解也《與魏玉横論解㑊書》。段玉裁曰：「醫經『解㑊』之『㑊』，當作『伿』字，《説文》：『伿，惰也。』」王氏念孫曰：「古字多以『失』爲『怢』。」《管子雜志》二

瘺者，有榮氣熱胕

滑壽《素問鈔》曰：「有」字衍，「胕」「腐」同。《甲乙經》「胕」作「浮」。

晉蕃按：「胕」即「腐」字，故王注訓「腐壞」。《異法方宜論》「其民嗜酸而食胕」，王注：「言其所食不芬香。」亦作「腐」字解。

晉蕃又按：「有」非衍字，「有」猶「爲」也。王氏引之《經傳釋詞》曰：「《周語》曰：『胡有孑然其效戎狄也』，言『胡爲其效戎狄也』，《晉語》曰：『克國得妃，其有吉孰大焉』，言『其爲吉孰大也』《昭三年左傳》曰：『其爲吉孰大焉』。『爲』『有』一聲之轉，故『有』可訓爲『爲』。」「瘺者有榮氣熱胕」，言：「瘺者爲榮氣熱胕也。」《陰陽別論》「有不得隱曲」之「有」，亦作如是解。

風寒客於脉而不去，名曰瘺風，或名曰寒熱

張氏琦《釋義》曰：「風寒客於脉」十七字當在「瘺者」之上。

晉蕃按：《脉要精微論》王注引此節在前，「瘺者有榮氣熱胕」節在後，中以「又曰」二字別之，殆王本原次如是，爲傳寫者易之。

無常方，然致有風氣也

林校：全元起本及《甲乙經》「致」字作「故攻」元槧本無「攻」字。

及其病能

晉蕃按：「能」當讀爲「態」，詳《陰陽應象大論篇》。

善怒嚇，赤色

新校正按：《甲乙經》無「嚇」字。

晉蕃按：「嚇」爲「赫」之俗字。《一切經音義》一引《詩》「反予來嚇」，今《詩》作「赫」。《孝經》《釋文》：「赫，本又作赤。」傳寫者涉下「赤」字而誤衍。

食寒則泄，診形瘦而腹大

《千金方》八「泄」上有「洞」字。《聖濟總録》「診」注：「屬上句。」

晉蕃按：「洞泄」「泄注」，文異義同。「食寒則洞泄」，與「失衣則䐜脹」相對成文，「診」字涉上文而誤。

甚則身汗

《聖濟總録》「汗」作「寒」。

晉蕃按：「寒」「汗」音近而轉。周壽昌《思益堂日札》曰：「《宋書·鮮卑吐谷渾傳》『樓喜拜曰：處可寒』，『可寒』即『可汗』。」

泄風之狀多汗，汗出泄衣上

新校正云：按孫思邈云：「新房室竟取風爲内風，其狀惡風，汗流沾衣裳。」疑此「泄風」乃「内風」也。按本論前文先云漏風、内風、首風，次言入中爲腸風，在外爲泄風。今有泄風而無内風，孫思邈載内風乃此泄風之狀，故疑此「泄」字「内」之誤也。

晉蕃按：林校是也。傳寫者因「汗出泄衣上」之「泄」而誤。

痹論篇第四十三

風寒溼三氣雜至，合而爲痹也

《甲乙經》作「風寒溼三氣合至，雜而爲痹」。

晉蕃按：王注：「雖合而爲痹，發起亦殊矣」，殆以《經》意風寒溼分爲三痹，不得言「合」，故云「雜」也。《甲乙經》因與上「雜」互易，然於意仍未安。《五運行大論》「在人合之奈何」，此「合」字當如此解，謂風寒溼三氣雜至，合於人身而爲痹也，「雜」「合」字不必互易。

以冬遇此者爲骨痹，以春遇此者爲筋痹，以夏遇此者爲脉痹，以至陰遇此者爲肌痹，以秋遇此者爲皮痹

《移精變氣論》王注引作「以春甲乙傷於風者爲筋痹，以夏丙丁傷於風者爲脉痹，以秋庚辛傷於風者爲皮痹，以冬壬癸傷於邪者爲骨痹，以至陰遇此者爲肉痹」。

數飲而出不得

《聖濟總録》「出」字在「不得」下。

或燥或溼

《經籍訪古志》鈔宋本無「或燥」二字，與岐伯答合。

逢寒則蟲

新校正云：按《甲乙經》「蟲」作「急」。

晉蕃按：當從皇甫本作「急」。下文「逢熱則縱」，《説文》「縱，緩也」，《考工記》：「一方緩一方急」，是「縱」正與「急」對。「蟲」字疑上文「在於皮則寒」，本作「在於皮則蟲」，故王注「蟲謂皮中如蟲行」，校書人因注文「蟲謂皮中如蟲行，縱謂縱緩不相就」二句并釋，妄移「蟲」字於此，既誤會《經》文爲「逢寒則蟲」，遂即以「寒」字易上文「蟲」字耳《詩·云漢》篇《傳》「蟲蟲而熱」，《内經明堂》楊上善注作「逢寒即急，逢溼則縱」。

痿論篇第四十四

故肺熱葉焦

鈔《太素·五藏痿》篇、《甲乙經》十「肺」下并有「氣」字。

晉蕃按：以下文「心氣熱肝氣熱」例之，當有「氣」字。又按：「焦」讀爲「瞧」。《廣雅》：「瞧，縮也。」王氏念孫《疏證》云：「與《魏策》『衣焦不申』字異而義同。」吴師道注：「焦，卷也。」「肺氣熱葉焦」，謂肺氣熱則葉卷縮也。

則皮毛虚弱急薄

《甲乙經》無「皮」字。鈔《太素·五藏痿》篇「虚」作「膚」。

晉蕃按：「膚」，《説文》訓「皮」。既云「皮毛」，又云「膚」，文義複出，殆字形相涉而誤。

急薄著則生痿躄也《經籍纂詁》引如此絶句

《太素》「躄」作「辟」。

晉蕃按：「辟」與「躄」同。《漢書·賈誼傳》「又類辟，且病痱」，師古曰：「辟，足病。」

樞折挈

《甲乙經》十「挈」作「瘈」。

有所失亡，所求不得，則發肺鳴，鳴則肺熱葉焦。故曰：五藏因肺熱葉焦，發爲痿躄。此之謂也

《甲乙經》十無「故曰：五藏因肺熱葉焦，此之謂也」二句。錢熙祚《素問跋》曰：上下文皆五藏平列，未嘗歸重於肺，此處但言肺痿之由，不當有「故曰」以下九字，如謂五藏之痿皆因肺熱而成，則治痿者當取手太陰，下文又何以云獨取陽明耶？

晉蕃按：下文言「脉痿」，則引「《本病》曰」，王注：「《本病》，古經論篇名也。」言筋痿、肉痿、骨痿，則皆引「《下經》曰」，王注：「《下經》，古之經名也。」此節亦是引古之辭。「五藏」云云，必古經原文如是，不過斷章取義爲「肺熱葉焦，發爲痿躄」之證。皇甫謐恐貽誤後人，將謂五藏之痿皆由於肺，因删此二句。其實《經》文不容輕改，讀者勿以辭害意可也。

居處相溼

《甲乙經》十「相」作「傷」。

晉蕃按：《甲乙經》作「傷」是也。《禮記·祭法》「相近於坎壇祭寒暑也」，鄭注：「相近當爲禳祈，聲之誤也臧氏琳云：『禳』字從『襄』，『襄』與『相』聲亂。」「相」當爲「傷」，猶「相」當爲「禳」之例，亦聲之誤也。張氏琦《釋義》謂「居處」四字有誤，由未識「相」之爲「傷」耳段氏《六書音韻表》「相」「禳」「傷」同在十部。

内伐則熱舍於腎

《甲乙經》「舍」作「合」。

主閏宗筋

《甲乙經》「閏」作「潤」。顧氏觀光《校勘記》曰：「閏」即「潤」字。

晉蕃按：宋·王觀國《學林》曰：「古文篆字多用省文及變篆爲隸，亦或用省文者，循古文耳。《禹貢》『東過洛汭』，《漢書·溝洫志》『汭』省水作『内』，《禹貢》『濰淄其道』，《漢書·地理志》『濰淄』省水作『惟《史記》作維甾』。」《經》文「潤」作「閏」，亦猶「汭」之作「内」、「濰淄」之作「維甾」，循古之省文也。

會於氣街

《甲乙經》「街」作「衝」。

各以其時受月

《太素·五藏痿》篇、李日華《紫桃軒雜綴》「月」作「日」。

晉蕃按：作「日」是。《太陰陽明篇》云：「四支皆稟氣於胃，而不得至經，必因於脾乃得稟也，今脾病不能爲胃行其津液，四支不得稟水穀氣，氣日以衰，脉道不利，筋骨肌肉皆無氣以生，故不用也。」又云：「脾者土也，治中央，常以四時長四藏，各十八日寄治。」蓋言四支皆稟氣於土，而土氣則各於季終寄王十八日。「各以其時受日」者，言筋脉骨肉之痿，各於四時土王受氣之日而病起也，即上文「治痿取陽明」之義也。

厥論篇第四十五

張氏穆《殷齋文集》曰：「厥」當作「瘚」。《説文》：「厥，發石也。從厂，欮聲。」引申爲語助詞。瘚，逆氣也，從疒，從屰、欠。隸體「厥」「瘚」不分，故世人多見「厥」，少見「瘚」也。

陽氣盛於上

林校：《甲乙經》「陽氣盛於上」五字作「腹滿」二字，當從《甲乙經》之説。何以言之？别按《甲乙經》云：「陽脉下墜，陰脉上争，發尸厥。」焉有陰氣盛於上，而又言陽氣盛於上？又按張仲景云：「少陰脉不至，腎氣微，少精血，奔氣促迫，上入胸鬲，宗氣反聚，血結心下，陽氣退下，熱歸陰股，與陰相動，令身不仁，此爲尸厥。」《傷寒論·平脉》篇。仲景言陽氣退下，則是陽氣不得盛於上，故知當從《甲乙經》也。丹波元簡《素問識》曰：帝問有二「或」字，故舉「陰氣盛於上」「陽氣盛於上」兩端而答之，新校正似是而卻非。明馬蒔云：「乃上文之熱厥耳。」

願聞六經脉之厥狀病能也

晋蕃按：「能」當讀爲「態」，詳《陰陽應象大論》。

則腫首頭重

王注：「腫」或作「踵」，非。丹波元簡《素問識》曰：《脉解篇》「腫腰脽痛」、《著至教論》「乾嗌喉塞」，與《論語》「迅雷風烈」、《楚辭》「吉月辰良」并同字法，作「踵」非。

晋蕃按：鈔《太素》作「踵首頭重」，楊上善注：「踵，足也；首，頭也。足太陽脉從頭至足，故太陽之失逆，頭足皆重。」審楊注：「首，頭也」，似正文衹一「首」字，故以「頭」字釋之；至謂「踵，足也」，足重，故下文云「足不能行」。然何以頭重，下文無申説乎？蓋足太陽脉，從頭至足，此句言頭，下句方言足。據楊注，《經》文「首頭」二字，或衍一「頭」字；若「腫」之作「踵」，則於義非是。

發爲眴仆

《甲乙經》「眴」作「眩」。

晉蕃按：「眴」可以「眩」爲之。《脉要精微論》「爲眴仆」，王注：「謂頭眩而仆倒」，是其證。《文選·劇秦美新》「臣嘗有顛眴病」，注：「眴與眩古字通。」旬聲、玄聲古音相近。

身熱，死不可治

鈔《太素·經脉厥》篇「不可治」作「不熱可治」。《甲乙經》作「不熱者可治」。

晉蕃按：既云「死」，又云「不可治」，文義複出，當從《太素》《甲乙經》補「熱」字。

病能論篇第四十六

精有所之寄則安

新校正云：按《甲乙經》作「情有所倚則卧不安」，《太素》作「精有所倚則不安」。

晉蕃按：「精」「情」古字通假，《荀子》「術順墨而精雜汙」，楊倞注：「『精』當爲『情』」。「寄」「倚」義亦通訓，《廣雅·釋詁》：「寄，依也。」《説文》：「倚，依也」，《甲乙經》《太素》與《經》無甚異義，惟「安」作「不安」，則涉上文問辭而誤耳。帝問「人之卧而有所不安者何也」，岐伯對以「藏有所傷」，言藏有所傷則不安也。五藏主藏精者也，故曰「及精有所之寄則安」「之」猶言「歸」也。《孟子》「夫然後之中國」，《文選》注作「夫然後歸中國」，不安之病上句之對已明，此句特反覆以申其義耳，衍一「不」字，非是《脉經別論》王注：「驚則心無所倚，神無所歸。」「倚」與「歸」并言。

奪其食即已

新校正云：按《甲乙經》「奪」作「衰」，《太素》同。

晉蕃按：《左氏桓二年傳》「皆有等衰」，注：「衰，殺也。」是「衰」有「減損」之義。觀王注曰：「食少曰節去其食」，似王氏所據之本作「衰」也《風論》「其寒也則衰食飲」，以食少爲衰，古語如是。

使之服以生鐵洛爲飲

王注：「之」或爲「人」，傳文誤也

新校正云：按《甲乙經》「鐵洛」作「鐵落」，「爲飲」作「爲後飯」。

晉蕃按：《本草經》作「鐵落」。《經》作「洛」者，字之省，如《左傳·閔元年》「公及齊侯盟於落姑」，《公羊》《穀梁》作「洛」是也。「爲飲」當從《經》，不當從皇甫本，觀上文「奪其食即已」，知非「爲後飯」也。

以澤瀉、术各十分

《醫心方》「澤瀉」作「澤舃」。

晉蕃按：《爾雅》《釋文》引郭注作「舃」今本作「蕮」。日本森立之《本草經考注》云：「李唐遺卷皆不作『瀉』。」

麋銜五分

《御覽》「麋銜」作「麋蘅」。

奇病論篇第四十七

晉蕃按：《方盛衰論》云：「奇恒之勢乃六十首。」《玉版論要》云：「奇恒者言奇病也。」顧氏觀光疑此篇即古《奇恒》書之僅存者。

人有重身

晉蕃按：《詩·大明》箋：「重謂懷孕也。」陳氏奂曰：「懷子曰重。」今江蘇有此遺語。「身」，古「傷」字，《玉篇》：「傷，妊身也。」《廣雅》：「身，傷也。」「重」與「身」同義，古人自有複語耳。

胞絡者繫於腎

《陰陽別論》王注引「絡」作「胎」。

以成其疹

晉蕃按：「疹」，籀文「胗」。《靈樞·脹論》「必審其胗」，此「疹」字即「疢疾」之「疢」。《小雅·小弁》篇及《左傳·成六年》《哀五年》《釋文》并云：「『疢』或作『疹』。」《廣雅音》云：「疢，今『疹』字也。」《考工記》「疢疾險中」，注：「牛有久病。」王訓「疹」爲「久病」，足證「疹」即「疢」也。

病名曰息積

《甲乙經》八「積」作「賁」。錢熙祚《素問跋》曰：《甲乙經》以此隸《難經》「息賁」條後，則「積」字爲傳寫之誤無疑。《難經》言「息賁在右脇下，覆大如杯，久不愈，病氣逆喘欬」，與《經》文正相合也。

晉蕃按：《難經》明曰「留結爲積」，故《經》以「息積」名之。

此五氣之溢也

張氏琦《釋義》曰：「五」當作「脾」。顧氏觀光《校勘記》曰：「五氣」當謂「五味之氣」。晉蕃按：下文云「五味入口，藏於胃，脾爲之行其精氣」，故曰「五氣」。《甲乙經》謂：「五氣溢，發消渴黄癉。」「五」字不誤。

治在《陰陽十二官相使》中

顧氏觀光《校勘記》曰：張景岳謂「治」當作「論」，《十二官相使》即《靈蘭秘典論》。按《靈蘭秘典論》下新校正云：「全本名《十二藏相使》。」「膽者，中正之官，决斷出焉。」正發明取膽募俞之義，則張説是也。但《經》又冠以「陰陽」，豈《靈蘭秘典論》即《陰陽篇》之僅存者乎？

晉蕃按：《十二官相使》果即《靈蘭秘典論》，則王氏但易其篇題，何得云「今經已亡」？然則，《靈蘭秘典論》特《陰陽篇》中之僅存者，殆信然也。

人生而有病顛疾者

《甲乙經》十一、《千金方》十四、《聖濟總録》《御覽》七百三十九，引「顛」并作「癲」。顧氏觀光《校勘記》曰：「癲」與「顛」通，無作頭首解者，疑注末「顛謂上顛，則頭首也」八字爲妄人竄入。

晉蕃按：《説文》有「瘨」字無「癲」字。《廣韻》：「『癲』同『瘨』。」《經》蓋假「顛」爲之。惟《腹中論》「石藥發疽」作「瘨」，但《甲乙經》作「石藥發疽」，於義爲長，則「瘨」特「疽」之誤文耳。《經》文假「顛」爲「癲」，而注以「顛」之本義釋之，失《經》旨矣。

大奇論篇第四十八

皆實，即爲腫

《甲乙經》十一「腫」作「瘇」。

晉蕃按：《説文》：「腫，癰也。」《甲乙經》殆合二字而訛爲「瘇」耳。《前漢·賈誼傳》：「腫足曰瘇。」「瘇」非《經》義。

肺之雍

林校曰：詳「肺雍」「肝雍」「腎雍」，《甲乙經》俱作「癰」。

晉蕃按：「雍」「癰」字古通。《史記·孔子世家》「雍渠」，《孟子》作「癰疽」。翟氏灝《四書考異》曰：「『癰疽』即『雍渠』，以聲同通借耳。」

喘而兩胠滿

鈔《太素·五藏脉診》篇「胠」作「脅」。《甲乙經》十一作「脛」。

晉蕃按：《廣雅》「膀胠胉」并謂之「脅」。蓋析言之曰胠，渾言之曰脅。《甲乙經》作「脛」，則傳寫之訛也。

肝雍兩胠滿

《甲乙經》十一「胠」作「脅下」。

晉蕃按：上節《太素》變「胠」言「脅」者，蓋渾言之，舉「脅」以該「胠」也。此節《甲乙》變「胠」言「脅下」者，仍析言之，指「脅下」爲「胠」也。《五藏生成篇》王注云：「胠，謂脅上也」，則以「脅上」爲「胠」，不以「脅下」爲「胠」。《説文》：「胠，亦下也亦，『腋』古今字」「脅，兩膀也」，據《靈樞·骨度》篇腋在柱骨之下柱骨，頸項根骨也，腋下爲胠，是脅上而非脅下矣。然《太素》楊上善注云：「兩胠，謂在側箱兩肋下空處。肝府足少陽脉行在脅下，故肝癰兩胠滿」，則明謂胠在脅下。「胠」之右旁從谷，谷爲口上阿段氏玉裁云：「凡曲處皆得稱阿」，楊以空處爲胠，與谷義合，知王作「脅上」，或是誤文。《説文》於「胳」訓「亦下」，於「胠」同訓「亦下」。「亦下」者，統詞也。未若皇甫謐以胠爲脅下之明析。

髀雍，脚下至少腹滿

鈔《太素·五藏脉診》篇、《甲乙經》十一「脚」作「胠」。林校曰：《甲乙經》「脚下」作「胠下」。「脚」當作「胠」，不得言脚下至少腹也。

晉蕃按：上節「肝雍兩胠滿」，《脉經》泰定本亦「胠」誤作「脚」。「胠」之爲「脚」，蓋形近易誤。

脛有大小，髀胻大跛，易偏枯

《甲乙經》十二「胻」作「脛」，下無「大」字。沈氏彤《釋骨》曰：《説文》訓「骱」爲「脛耑」「骱」亦作「胻」，然《内經》皆通稱，惟《大奇論》「骱」與「脛」對言，而《甲乙經》所集「骱」亦作「脛」，蓋不可分也。顧氏觀光《校勘記》曰：「大」字王注亦無釋，疑衍。

晉蕃按：《史記·龜策列傳》「壯士斬其胻」，《集解》：「胻音衡，脚脛也。」慧琳《大藏音義》三十、孔注《論語》云：「脛，脚脛也。」顧野王云：「脛謂腓腸前骨吴仁傑《兩漢刊誤補遺》云：脛與腓腸相近。」段氏玉裁曰：「言脛則統胻，言胻不統脛。」

血温身熱者死

《甲乙經·脉》篇「温」作「濕」。

晉蕃按：作「温」是，作「濕」非。「温」「藴」字古通，謂蓄血也詳《離合真邪論篇》。尤怡《讀書記》謂當作「溢」，由不識古書通假之例而妄改之。

脉至如火薪然

日本森立之《經籍訪古志》：古鈔本「薪」作「新」，與注合。

晉蕃按：作「新」是。「新」本訓「取木也」，以斤斫亲爲薪也《説文》：「新，取木也」。取木爲新之本義，引伸之爲新故之新。注謂「新然之火」，不用新之本義而用新之借義，失之，然足證王氏所據之本作「新」也。

榆莢落

晉蕃按：《脉經》校本云：《素問》「莢」作「葉」其爲林億等校，或爲嘉定及元泰定覆校，無從别之，是所見之本作「葉」也。《春秋元命苞》「三月榆莢落」，《經》言：「胃精予不足，榆莢落而死」，蓋土病死木王之時，爲土受木剋，作「榆莢」是。

脉至如弦縷

俞氏正燮《癸巳類稿》「弦」作「懸」，注云：「懸縷一作弦縷。」

晉蕃按：《通評虚實論》：「脉懸小者何如？」《脉經》「懸」作「弦」。《水經·河水注》引黄義仲《十三州記》云：「弦聲近縣，故以取名。」「弦」之作「懸」，殆亦以聲近而通也。

壘發

晉蕃按：俞氏正燮《癸巳類稿·持素證篇》作「畾」，謂「畾」即「雷」。《説文》：「象回轉形。」雷發木王也。

五藏菀熟

《脉經》作「五藏菀熱」。《甲乙經》作「五藏寒熱」。

晉蕃按：「菀熟」，王訓「積熱」。下文云「寒熱」，此云「積熱」，於義非是。「菀」「鬱」通《脉經》袁校本。熟，甚也《荀子·榮辱篇》楊注。「五藏菀熟」，蓋言五藏鬱甚也。王叔和不知「熟」之爲「甚」，故改「熟」作「熱」。《甲乙經》作「寒熱」，則涉下文「寒熱」而誤衍。

脉解篇第四十九

所謂耳鳴者，陽氣萬物盛上而躍

張氏文虎《舒藝室續筆》曰：「萬物」二字疑衍。上節云「所謂强上引背者，陽氣大上而爭」，是其例。

故狂顛疾也

《靈樞·經脉》篇「顛」作「癲」。顧氏觀光《校勘記》曰：二字古通。

晉蕃按：詳《奇病論篇》。黄氏元御《懸解》本《靈樞》校改作「癲」，未達通假之義。

内奪而厥，則爲瘖俳

鈔《太素·經脉病解》篇「俳」作「痱」。顧氏觀光《校勘記》曰：注云「俳，廢也」，謂「俳」爲「痱」之假借。

晉蕃按：《詩·小雅》「百卉具腓」，此假「腓」爲「痱」也，古無假「俳」爲「痱」者。痱从「疒」，「疒」者，象人倚著之形。今從人作「俳」，蓋爲「痱」之爛文。

言少陽盛也，盛者心之所表也

《太素》「盛」俱作「成」。

晉蕃按：以上下文「寅，太陽也」，「陽明者，午也」之例，「盛」當作「戌」。《太素》作「成」者，與「戌」形近而訛，遂輾轉以「盛」爲之《刺腰病篇》「成骨」，《甲乙經》作「盛骨」。觀下文王注曰：「其墓於戌，故曰少陽戌也」，顧氏觀光謂：「心屬君火，無爲，由少陽相火而表著」，故曰：「戌者，心之所表也。」

草木畢落而墮

晉蕃按：「墮」當作「橢」。《太元經》「土不和，木科橢」，范望曰：「科橢，枝葉不布。」草木畢落而橢，言草木畢落而枝葉不布也。《説文》無「墮」字。段氏玉裁曰：「今字『墮』爲『陊』。」《阜部》「陊，落也」，《木部》「梟，木葉陊也」，若作「墮」，則與「畢落」文義複矣。

十月萬物陽氣皆傷

《太素》「十月」作「七月」。顧氏觀光《校勘記》曰：當作「七月」。觀下文「秋氣始至」可見。

晉蕃按：「七」「十」字形近，易混。《周禮・考工記》「凡攻木之工七」，注：「故書『七』爲『十』。」《輈人》「軌前十尺」，注：「『十』或作『七』。」

所謂色色不能久立久坐

新校正云：詳「色色」字疑誤。

晉蕃按：《太素》作「邑邑」是也。《楚辭·遠逝》「風邑邑而蔽之」，注：「微弱貌。」義與「不能久立久坐」合。《醫心方》十九《札記》、真本《黄帝内經明堂》卷一「中府主胷痛，惡清，胷中滿，色色然」，楊上善注：「色色，惡寒狀。有本作『邑邑』。」亦可以徵「色」「邑」互訛也。

刺齊論篇第五十一

張氏文虎《舒藝室續筆》曰：此與上篇本當爲一篇，蓋後人妄分。

晉蕃按：此篇文鈔《太素》已佚，其篇第無從考見。《甲乙經》則前篇在《鍼灸禁忌》下篇，此篇在《鍼灸禁忌》上篇，似分篇已在皇甫謐以前。

岐伯對曰：刺骨者無傷筋，刺筋者無傷肉，刺肉者無傷脉，刺脉者無傷皮，刺皮者無傷肉，刺肉者無傷筋，刺筋者無傷骨。帝曰：余未知其所謂，願聞其解。岐伯曰：刺骨無傷筋者，鍼至筋而去，不及骨也；刺筋無傷肉者，至肉而去不及筋也；刺肉無傷脉者，至脉而去，不及肉也；刺脉無傷皮者，至皮而去，不及脉也；所謂刺皮無傷肉者，病在皮中，鍼入皮中無傷肉也《甲乙經》作「鍼入皮，無中肉也」；**刺肉無傷筋者，過肉中筋也；刺筋無傷骨者，過筋中骨也，此之謂反也**

張氏文虎《舒藝室續筆》曰：上篇「刺皮無傷肉」云云，誡其太過，已言之矣。此又云

「刺骨者無傷筋」，則恐刺深者誤傷其淺也。然文似有倒亂，當云「刺骨者無傷筋，刺筋者無傷脉，刺脉者無傷肉，刺肉者無傷皮」，下當云「刺骨無傷筋者，鍼至骨而去，不及筋也；刺筋無傷脉者，至筋而去，不及脉也；刺脉無傷肉者，至脉而去，不及肉也；刺肉無傷皮者，至肉而去，不及皮也」。末節又解上篇之意，亦有脱誤。當云「所謂刺皮無傷肉者，病在皮中，鍼入皮中，無傷肉也；刺肉傷脉者，過肉中脉也；刺脉傷筋者，過脉中筋也；刺筋傷骨者，過筋中骨也；刺骨傷髓者，過骨中髓也」。「中脉」「中筋」「中骨」「中髓」之「中」，當讀去聲，與下篇「刺中」之「中」同。

刺禁論篇第五十二

七節之傍，中有小心

新校正云：按《太素》「小心」作「志心」。

晋蕃按：《甲乙經》亦作「志心」。腎當十四椎下，自下數之則當七節爲腎，腎神曰「志」，故曰「志心」。

爲腫鼠僕

林校：按别本「僕」一作「鼷」。《氣府論》注：氣街在齊下横骨兩端，鼠鼷上一寸也。陸懋修《素問音義》：僕，蒲木切。《詩·大雅》「景命有僕」，《傳》：「僕，附也。」《文選》司馬相如《子虚賦》「僕樂齊」，李注引《廣雅》曰：「僕，謂附著於人。」林校據别本「僕，一作鼷」，則是穴名，非病名矣，失之。

晉蕃按：詳王注「如伏鼠之形」，是以「鼠僕」爲病名。氣街在「鼠僕」上，則又以「鼠僕」爲穴名。不知病名「鼠僕」義取附着於人，若穴名則作「鼠鼷」，故《甲乙經》《千金方》《銅人圖經》俱作「鼠鼷」《甲乙經》五作「鼠鼷」則指病言，非指穴言，字應作「僕」，誤加「鼠」旁。今注文作「鼠僕」者，後人依《經》文改之。《刺熱論》《氣府論》《骨空論》《水熱穴論》注俱作「鼠鼷」，是其證也。乃後人因《經》文之「鼠僕」改注文之「鼠鼷」爲「鼠僕」，林校遂因注文之誤作「鼠僕」，并欲改《經》文之「鼠僕」爲「鼠鼷」矣。

刺志論篇第五十三

氣虚身熱，此謂反也

新校正云：《甲乙經》云：「氣盛身寒，氣虚身熱，此謂反也。」當補此四字。

晋蕃按：下文「氣盛身寒」「氣虚身熱」并舉，則此處《經》文本有此四字，殆傳寫失之。

脉少血多，此謂反也

顧氏觀光《校勘記》曰：「少」當作「小」，下文不誤。

晋蕃按：《漢書·百官公卿表上》《集注》引應劭「少者小也」。《管子·地員》篇之「小辛」，《中山經》作「少辛」。或古本作「脉少」，難斷其定爲誤字也。

入實者左手開鍼空也，入虚者左手閉鍼空也

《甲乙經》「空」作「孔」。

晉蕃按：王氏筠《説文釋例》云：「『㱿』下云『擊空聲』，『空』蓋即『孔』字，《考工記》『眂其鑽空』、《史記》『張騫鑿空』是也。」《骨空論》「易髓無空」注作「孔」。「空」「孔」字通。

鍼解篇第五十四

菀陳

晉蕃按：《靈樞·九鍼十二原》篇作「宛陳」，《甲乙經》作「菀」。

徐而疾則實者，徐出鍼而疾按之；疾而徐則虛者，疾出鍼而徐按之

顧氏觀光《校勘記》曰：《靈樞·小鍼解》云：「徐而疾則實者，言徐内而疾出也；疾而徐則虛者，言疾内而徐出也」，與此不同。以《靈樞·官能》篇證之，則《小鍼解》不誤。

晉蕃按：此篇與《靈樞·小鍼解》同釋《靈樞·九鍼十二原》之文而釋語各異。林氏謂：「《經》同而解異，二《經》互相發明也。」下文林校云：「自篇首至此，與《太素·九鍼解》篇《經》同而解異。」詳此文在《太素·知鍼石》篇，且《經》同而解亦不甚異。林所指《經》同解異，是《靈樞·小鍼解》篇，林校「《太素》九」三字誤。

若無若有者，疾不可知也

顧氏觀光《校勘記》曰：《靈樞·九鍼十二原》篇作「若有若無」，「無」與「虚」韻。此誤倒。

晉蕃按：《靈樞·小鍼解》與《九鍼十二原》同，此信屬誤倒。但鈔《太素·知鍼石》篇已作「若無若有」，是誤在王氏之前矣。

爲虚與實者

新校正曰：按《甲乙經》云「若存若亡，爲虚與實」。

晉蕃按：林校謂此處文出《靈樞經》，《素問》解之。今《靈樞·九鍼十二原》篇有「若存若亡」句，蓋《素問》脱漏。

若得若失者，離其法也

顧氏觀光《校勘記》曰：「爲虚與實」「若得若失」二句相連，不當析爲二義。疑「離」字誤。

晉蕃按：上文「言實與虛，若有若無，察後與先，若亡若存」，《小鍼解》俱二句相連合釋，此篇各析爲二義脱去「若亡若存」句不釋。不獨此二句爲然，林氏所謂《經》同解異也。

陰氣隆至　陽氣隆至

《太素》「隆」俱作「降」。

晉蕃按：《生氣通天論》云：「日中而陽氣隆」，則字應作「隆」，但「隆」「降」古通。《喪服小記》注：「以不貳降」，《釋文》：「『降』，一本作『隆』。」《魏策》「休祲降於天」，曾、劉本作「休烈隆於天」。《荀子·天論》篇：「隆禮尊賢而王」，《韓詩外傳》「隆」作「降」。《史記·司馬相如傳》「業隆於襁褓」，《漢書》「隆」作「降」。《説文》：「隆，從生，降聲。」顧氏炎武《唐韻正》曰：「古人『降下』之『降』與『降服』之『降』并讀爲平聲，故自漢以上之文無讀爲去聲者。」「降」與「隆」以同聲而通，殆《素問》本作「降」，校者不知「降」與「隆」通而致作「隆」，日本鈔《太素》則猶是未經校改之本也《易通卦驗》「大寒雪降」，《寶典》引作「雪隆」。

所謂跗之者

林校曰：全元起本「跗之」作「低胕」，《太素》作「付之」。顧氏觀光《校勘記》曰：自

「所謂三里」以下釋《靈樞·邪氣藏府病形》篇文，彼篇云「取之三里者，低跗取之」。按三里穴在骭下三寸骭外廉，則全本爲是。丹波元簡《素問識》曰：疑是「跗上」脱「低」字，「之」上脱「取」字。《靈樞·邪氣藏府病形》篇云：「三里者低跗取之」，全本作「低胻」可以證也。

晉蕃按：《太素》作「付之」。《周禮·太師》「擊拊」注：「故書『拊』爲『付』。」「付之」即「拊之」，王注所謂「極重按之」也，義得兩通。

人肝目應之九

高世栻《素問直解》曰：「九」字今移下，作爛文。

晉蕃按：下文王冰注云：「此一百二十四字蠹簡爛文，義理殘缺。」新校正云：「今有一百二十三字，又亡一字。移下『九』字作爛文，正合王本一百二十四字之數。」

長刺節論篇第五十五

刺皮髓以下，至少腹而止

林校曰：《釋音》「皮髓」作「皮骺」，古末反顧氏觀光《校勘記》：今《釋音》作「光抹切」，全元起本作「皮髓」。

晉蕃按：《説文》《篇》《韻》皆無「髓」字，《釋音》作「皮骺」，全本作「皮髓」，「皮骺」「皮髓」俱義不可通。馬蒔謂《内經》中有應用「肉」傍者每以「骨」傍代之，有應用「骨」傍者每以「肉」傍代之。「髓」，當作「腯」。腯，肥也《文選·吴都賦》「鳥獸腯膚」劉注。少腹有積，故少腹以上皮爲之腯。此篇文如頭痛、寒熱、腐腫、疝、痹、狂癲、諸風，皆於病之所在刺之，不專指某穴，「刺皮腯以下，至少腹而止」亦其例也。王注謂齊下同身寸之五寸，則是曲骨穴矣。《釋名》：「少腹，少，小也，比於臍以上爲小也」，是少腹即在齊以下。如皮髓在齊以下五寸，豈得言皮髓以下至少腹乎劉守真《傷寒□□》曰：「臍上爲腹，腹下爲小腹，小腹兩旁謂之少腹」？

得之寒，刺少腹兩股間，刺腰髁骨間

《甲乙經》九作「得寒則少腹脹，兩股間冷，刺腰踝間」。

皮部論篇第五十六

太陰之陰名曰關蟄

新校正云：按《甲乙經》「蟄」作「執」。

晉蕃按：《爾雅·釋天》「太歲在辰曰執徐」，李注：「執，蟄也。」蓋「蟄」借「執」爲之。

氣穴論篇第五十八

所治天突與十椎

王注曰：當脊十椎下并無穴目，恐是七椎也。顧氏觀光《校勘記》曰：「十椎」，當即《氣府論》注之「中樞穴」。

晉蕃按：此云「當脊十椎下并無穴目」，《氣府論》注云：「中樞在第十椎節下間」，不應自相違異如此，疑王注有後人羼入之辭。

及上紀

鈔《太素·氣穴》篇「紀」下有「下紀」二字。

晉蕃按：據下文當有「下紀」二字。

目瞳子浮白二穴

張氏琦《釋義》曰：「二」當作「四」。顧氏觀光《校勘記》：依前後文例當云「四穴」。晉蕃按：注云：「左右言之各二爲四」，王氏明言「四」穴，是所據之本作「四」。

兩髀厭分中二穴

《太素·氣穴》篇無「分」字。

晉蕃按：無「分」字是。「兩髀厭中」，義猶下文之「兩骸厭中」也。厭，合也《周語》「克厭帝心」韋注。《金鑒·正骨心法》云：「楗骨之下大腿之上，兩骨合縫之所曰髀樞，當足少陽環跳穴處。」髀樞爲兩骨合縫之所，故曰「兩髀厭中」，而王注以爲環跳穴也。《靈樞·經脉》篇云：「足少陽之脉，繞毛際橫入髀厭中」，亦無分字。

踝上橫二穴

《太素·氣穴》篇「橫」下有「骨」字。張氏琦《釋義》曰：「二」當作「四」。

晉蕃按：據注「交信」二穴、「附陽」二穴當云「四穴」。「交信」在足内踝上二寸，少陰前太陰後筋骨間；「附陽」在足外踝上三寸，太陽前少陽後筋骨間。横下有「骨」字，是東西爲横《太元・元臺》注，兼内外踝而言，故曰「踝上横骨」。

寒熱俞在兩骸厭中二穴

《太素・氣穴》篇楊注曰：「骸」别本爲「骫」，於靡反，骨端曲貌也。

晉蕃按：「骫」訓骨端曲貌，别本作「骫」是也。厭，合也。注見前。「兩骫厭中」，言兩骨端相合之中也，蓋謂足少陽陽關穴。陽關在陽陵泉上三寸，陽陵泉在骭下一寸。骭上爲髀骨，骭下爲骭骨，然則陽關在髀骨下端，其下即骭骨上端，在兩骨端之間，故曰「兩骫厭中」。《説文》訓「骸」爲「脛骨」，訓「骭」「骭」亦作「䯒」爲「脛耑」。若作「骸」，則但言「骭骨」，非「厭中」之義矣。

氣府論篇第五十九

任脉之氣所發者二十八穴

王注曰：今少一穴。《太素·氣府》篇「二十八穴」作「十八穴」。

晉蕃按：王注：「廉泉、天突、旋機、華蓋、紫宫、玉堂、膻中、中庭、鳩尾、巨闕、上脘、中脘、建里、下脘、水分、齊中、陰交、脖胦、丹田、關元、中極、曲骨、會陰、承泣二穴、承漿、齗交」，祇二十七穴，故云「今少一穴」。《外臺秘要》移承泣、承漿入胃經，移齗交入大腸經，任脉祇二十三穴，今依王注「二十七穴」而《經》云「二十八穴」，豈尚有從别經移入之穴乎？《太素》無膺中、骨陷中各一旋機、華蓋、紫宫、玉堂、膻中、中庭六穴，下陰别一會陰，目下各一承泣、下脣一承漿、齗交一，則但有十六穴。云「十八穴」者，楊上善謂鳩尾至横骨有十六穴，合喉中央廉泉、天突則十八穴矣。鳩尾至横骨祇十四穴，楊以爲十六穴者，殆誤以横骨爲曲骨傍之横骨二穴，故合廉泉、天突爲十八穴乎？《甲乙》《千金》任脉穴均不止此數，定有譌奪也。

鳩尾下三寸，胃脘五寸，胃脘以下至横骨六寸半一

林校：詳「一」字疑誤。《太素·氣府》篇「六寸」作「八寸」，無「半」字。楊上善注：「鳩尾以下至横骨一尺六寸。」顧氏觀光《校勘記》曰：當云「五寸齊，齊以下至横骨六寸半」。《靈樞·骨度》篇云：「髑骬以下至天樞長八寸，天樞以下至横骨長六寸半。」正與此文合也。「一」上當脱「寸」字。「寸一」謂每寸一穴也。下衝脉穴正同。

骨空論篇第六十

任脉者，起於中極之下，以上毛際，循腹裏上關元，至咽喉，上頤循面入目

新校正云：按《難經》《甲乙經》無「上頤循面入目」六字。俞氏正燮《癸巳類稿》曰：《難經·二十八難》「入目」下有「絡舌」，其語不倫。《甲乙經》「至咽喉而止」或是脱誤《難經》無「上頤循面入目絡舌」字，未知所本。劉河間《原病式·六氣爲病·熱類》有此八字，未知所據。

晉蕃按：今本《甲乙經》有「上頤循目入面」六字，蓋後人依《素問》校改正統本《甲乙經》篇中無宋臣校語，正無此六字。

立而暑解

王注：一經云「起而引解」。言骱痛起立，痛引骱骨解之中也。

晉蕃按：注：「暑，熱也。」《素問》之「熱」有作「炅」，無「暑」者，王引一經作「起而引解」是也。

在外上五寸

《聖濟總録》百九十一「外」下有「踝」字。

骸下爲輔

沈氏彤《釋骨》曰：「下」乃「上」之訛。

或骨空在口下

張氏琦《釋義》曰：「或」字疑誤。沈氏彤《釋骨》曰：《説文》「或」即「域」本字。云「或骨」者，以其骨在口頰下，象邦域之回帀也。

當兩肩

鈔《太素·骨空》篇楊上善注：「兩肩」有本爲「脣」也。

晉蕃按：注云：「謂大迎穴也，所在刺灸分壯與前俠頤同法。」上文：「漸者上俠頤也」，注云：「陽明之脉漸上頤而環脣，故以俠頤名爲漸也，是謂大迎。」據王注，「兩肩」字應作「脣」。

水熱穴論篇第六十一

肺者太陰也，少陰者冬脉也

鈔《太素·氣穴》篇「肺者太陰也」，作「腎者少陰」。

晉蕃按：帝問：「少陰何以主腎，腎何以主水」，岐伯之對上文「腎者至陰也，至陰者盛水也」二句，言腎之主水；此二句言少陰之主腎，當從《太素》上一句作「腎者少陰」。楊上善注云：「一曰肺者，量爲不然也。」蓋以《素問》作「肺者太陰」爲非矣。

關門不利

鈔《太素·氣穴》篇「門」作「閉」。日本《經籍訪古志》曰：澀江全善、森立之同撰。古鈔本「門」作「閉」，與注合。

晉蕃按：王注作「關閉不利」，是所見之本作「閉」。「閉」之誤「門」，如《莊子·外物》

篇「而閉其所譽」，《釋文》：「一本文、注并作『門』」是也。

上下溢於皮膚，故爲胕腫。胕腫者，聚水而生病也

鈔《太素·氣穴》篇無「胕腫者，聚水而生病也」句。

晉蕃按：此殆「故爲胕腫」之注文。帝問：「腎何以能聚水而生病」，上文「故聚水而從其類也」句，岐伯之對已明，不必復著此句，其爲古注之文羼入正文無疑畢氏沅《山海經新校正》云：「《素問》胕腫即腐字省文」。

腎汗出逢於風，内不得入於藏府

鈔《太素·氣穴》篇「内不得入於藏府」作「内不得入其藏」。

晉蕃按：「内不得入其藏」，謂腎汗之出，不得還入於腎也，義較《素問》爲長。《巢氏病源·水腫病諸候》篇云：「腎勞則虚，虚則汗出，汗出逢風，風氣内入，還客於腎。」《太素》言：「腎汗之出，不得還入於腎」，巢氏言：「風氣循腎汗之出而内入還客於腎」，皆有至理，兩不相背也。《太素》楊注義與巢氏違異，非是。

客于玄府

鈔《太素·氣穴》篇作「客於六府」。

晉蕃按：「六」爲「玄」之訛。觀下文「所謂玄府者，汗空也」句，雖似古注之文羼入正文，然足證《經》文是「玄府」非「六府」也。

所謂玄府者，汗空也

鈔《太素·氣穴》篇無此句。

晉蕃按：《甲乙經》「名曰風水」下亦無此句，别在七卷「凡病傷寒而成温者」節。《甲乙》「凡病傷寒」云云，《素問》在《熱論篇》，或係彼篇脱簡，但審文義亦不相比附，殆爲「客于玄府」之注文，傳寫者羼入正文耳。

分爲相輸俱受者

鈔《太素·氣穴》篇作「分之相輸受者」。

晉蕃按：義無甚别，古本傳寫各異也。

此腎之街也

鈔《太素·氣穴》篇作「此腎之所衝也」。

晉蕃按：王注：「街謂道也。」《左氏昭元年傳》「及衝擊之以戈」，注：「衝，交道。」是「衝」之與「街」，文異而義同。《素問》作「街」，《太素》作「衝」，猶《痿論》「會於氣街」，《甲乙經·熱在五藏發痿》篇作「會於氣衝」。惟《太素》作「所衝」，「所」是衍字。楊上善注：「謂皆是腎氣足少陽傍衝脉所衝之輸」，不知腹部之輸，俠齊兩傍腎藏，足少陰脉及衝脉氣所發。王注説與《甲乙經》同。「伏菟上各二行」，不皆爲衝脉氣所發外陵、大巨、水道、歸來、氣街雖俠衝脉足少陰兩傍，但非衝脉氣所發，楊氏因正文衍一「所」字，謂皆是衝脉所衝，恐非是《御覽》引《風俗通》謂街爲四出之路。

帝曰：「春取絡脉分肉」至「此之謂也」

林校曰：此與《四時刺逆從論》及《診要經終論》義頗不同，與《九卷》之義相通。丹波元簡《素問識》曰：《本輸篇》《四時氣篇》《寒熱病篇》《終始篇》《四時刺逆從論》《診要經終篇》，并論四時刺法，本節最詳而義互異，然與《水熱穴》義不大涉，疑是他篇錯簡。

陽氣留溢

鈔《太素·變輸》篇、《甲乙經·鍼灸禁忌》篇「留」并作「流」。林校曰：別本「留」一作「流」。

晉蕃按：「留」「流」字古通。嵇康《琴賦》「乍留聯而扶疏」，注：「『留聯』即『流聯』。」是其證也。

熱熏分腠

《甲乙經·鍼灸禁忌》篇作「血温於腠」。

晉蕃按：鈔《太素·變輸》篇、《千金方·心藏脉論》篇并與《素問》同。《甲乙經》宋臣無校語，殆後人以意改之。

陽氣衰少，陰氣堅盛

鈔《太素·變輸》篇「盛」作「緊」。

晉蕃按：楊上善注：「緊，盛也。」「堅」爲「緊」之誤文，「盛」爲「緊」之注文羼入正文。

取榮以實陽氣

林校曰：全元起本「實」作「遺」，《甲乙經》《千金方》作「通」。

晉蕃按：鈔《太素·變輸》篇亦作「實」。《廣雅·釋詁》：「實，塞也。」「通」之爲「塞」，猶「亂」之爲「治」、「徂」之爲「存」也。全元起本作「遺」，則爲「通」之譌。

余論其意，未能領別其處

鈔《太素·氣穴》篇無「領」字。

晉蕃按：論，理也《禮記·王制》篇「必即天論」，《釋文》：「論，理也」；領，亦理也《漢書·賈誼傳》「誰與領此」，師古曰：「領，理也」。「余論其意，未能領別其處」，猶《著至教論》云「誦而未「未」原作「頗」，從《御覽》正能解，解而未能别也。」《太素》奪「領」字。

以越諸陽之熱逆也

宋·成無己《傷寒例》注引「越」作「寫」。

晉蕃按：下文胷中、胃中、四支、五藏諸熱俱言「寫」，於頭上五行獨言「越」者，《陰陽應象大論》所謂「其高者因而越之」也。《傷寒例》注引作「寫」，蓋成氏妄改胡三省《通鑑釋文辨誤》云：「寫之爲義，除也，盡也」。

背俞

《甲乙經·六經受病發傷寒熱病》篇「俞」作「椎」。林校曰：「王氏注《刺熱論》云：「背俞，未詳何處」，注此指名「風門熱府」，注《氣穴論》以「大杼」爲「背俞」，注不同者，蓋亦疑之者也。

晉蕃按：俞在背因謂之背俞，在脊椎傍因謂之背椎，未能實指其處，斯無一定之名乎？王注云：「既曰風門熱府，即治熱之背俞也。」亦是意度之辭。《太素·氣穴》篇楊上善注謂是「肺俞」，風門熱府在第二椎下兩傍各一寸五分，肺俞在第三椎下兩傍各一寸五分，未能定其孰是也。

髃骨

王注：驗今《中誥孔穴圖經》無髃骨穴，有肩髃穴。

晉蕃按：《骨空論》「舉臂肩上陷者灸之」，王注：「肩髃穴也。」《太素·氣穴》篇作「髃骨」，餘如《甲乙經》。凡言經穴之書，俱作「肩髃」，無作「髃骨」者。《千金方》二十九林校云：《外臺》名「髃骨」，《經》曰「髃骨」，殆合二名言之。

人傷於寒而傳爲熱何也

《文選·風賦》李善注、《御覽》三十四引「傳」并作「轉」。

晉蕃按：高誘《呂覽·必己》篇注：「『傳』猶『轉』。」《左氏·襄二十六年》卷首「傳」注「傳寫失之」，《釋文》：「一本作轉。」「傳」「轉」字古通。

調經論篇第六十二

洒淅起於毫毛

新校正云：按《甲乙經》「洒淅」作「悽厥」。《太素》作「洫泝」，楊上善云：「洫，毛孔也，水逆流曰泝，謂邪氣入於腠理，如水逆流於洫。」張氏文虎《舒藝室續筆》：曰「悽厥」亦寒貌，與「洒淅」文異義同，「洫」與「洒」形近而訛，「泝」則「淅」之壞文，《刺要論》「泝泝然寒慄」，《皮部論》「邪之始入於皮也，泝然起毫毛，開腠理」，「泝」皆「淅」之誤。楊訓「洫」爲「毛孔」，未知所本，且如其説，則當作「泝洫」矣。

晉蕃按：楊上善注：「洫謂毛孔也。」林校奪一「謂」字，遂若「洫即毛孔」，故張氏以爲「洫訓毛孔，未知所本」。覩下「如水逆流於洫」，蓋是形容之辭。《靈樞·邪氣藏府病形》篇：「洒淅動形」，《太素·色脉診》篇作「洫泝」，注：「虚邪中人，入腠理，如水逆流於洫。」又《官能》篇：「洒淅動形」，《太素·知官能》篇作「洫泝」，注：「洫謂溝渠，即腠理也。泝謂水之逆流，即邪氣入腠理也。」不應俱屬壞文。惟《刺瘧》篇：「足陽明之瘧，令人先寒洒淅」，《太素·十二瘧》篇作「洒泝」，楊氏無注，蓋「洫泝」別是一義，楊氏纂《太素》時所意改。高保衡等上《補注素問表》「隋·楊上善纂而爲《太素》」，而《十二瘧》篇則猶仍《素問》之文，故獨無注。

按而致之，刺而利之

新校正云：按《甲乙經》「按」作「切」，「利」作「和」。

晉蕃按：《史記·扁倉傳》：「不待切脉。」《正義》：「按也。」《廣雅·釋詁》：「利，和也。」「切」之與「按」，「和」之與「利」，文異而義同。

孫絡水溢

《太素》「水」作「外」。《甲乙經》同。《靈樞·經脉》篇「大腹水腫」，《太素》作「腹外腫」。

晉蕃按：作「外」是也。漢建甯二年《史晨碑》、熹平二年《魯峻碑》，「外」字并作「外」，與「水」字形相涉而誤也。

涇溲不利

新校正云：按楊上善云：「『涇』作『經』，婦人月經也。」

晉蕃按：《靈樞·本神》篇「涇」亦作「經」，但注引《鍼經》則作「涇」，是王氏所見之《靈樞》作「涇」，不作「經」也。「形有餘」指脾氣實，王訓「涇」爲「大便」，作「涇」是。

血并於陽，氣并於陰，乃爲炅中

晉蕃按：趙氏坦《春秋異文箋》引此文讀「陰」爲「雍」。

寒則泣不能流

晉蕃按：朱氏駿聲《説文通訓定聲》：「此文謂泣假借爲立。」

虚者聶辟氣不足

林校曰：《甲乙經》作「攝辟」，《太素》作「懾辟」。鈔《太素·虚實所生》篇下有「血泣」二字。

晉蕃按：《靈樞·根結》篇作「僵辟」。「聶」「攝」「懾」「僵」四字古相通假《海外北經》「聶耳之國，爲人兩手聶其耳」，是假「聶」爲「攝」也。《左氏襄十一年傳》「武震以攝威之」，是假「攝」爲「懾」也。《説文》「僵，心服也」「懾，一曰服也」，是假「懾」爲「僵」也。鈔《太素》「血泣」二字涉上文「營血泣」而衍。

又按：攝，歛著也《史記·酈生陸賈傳》《正義》，辟，相著也《莊子·庚桑楚》篇《釋文》。所謂壯者氣行則愈，虚者著而生病也。

喜怒不節，則陰氣上逆

新校正云：疑剩「喜」字。

晉蕃按：觀下文「喜則氣下」，則喜不得言氣上逆，自是剩字。

四時刺逆從論篇第六十四

血氣内卻

晉蕃按：王注：「卻，閉也。」字亦作「郄」。《靈樞·歲露論》「腠理郄」與「腠理開」相對爲文，故訓爲「閉」。

刺五藏，中心一日死

張氏文虎《舒藝室續筆》曰：自此至篇末與上「帝曰善」三字不相蒙，當有脱文。

晉蕃按：「刺中心」云云，爲《刺禁論》之文，重見於此。

其動爲噫欠

林校：《甲乙經》無「欠」字。

晉蕃按：《刺禁論》亦無「欠」字。

天元紀大論篇第六十六

天以陽生陰長，地以陽殺陰藏

晉蕃按：《陰陽應象大論》王注引此文謂出《神農》。今《神農本經》無此文。

木火土金水火，地之陰陽也，生長化收藏。故陽中有陰，陰中有陽

張氏琦《釋義》曰：「木火」至「收藏」十六字衍。錢熙祚《素問跋》曰：觀王氏亦無釋，是誤在王氏後矣。

晉蕃按：已見上文，此爲重文誤出。《困學紀聞》九引《素問》亦無此十六字。

五運行大論篇第六十七

黅天之氣

方以智《通雅》曰：「黅天」即「黅天」。

氣交變大論篇第六十九

身熱骨痛而爲浸淫

新校正云：按《玉機真藏論》云：「心脉太過，則令人身熱而膚痛爲浸淫。」此云「骨痛」者誤也。

晉蕃按：巢氏《諸病源候論》：「浸淫瘡是心家有風熱，發於肌膚。」當從《玉機真藏論》作「膚痛」是。

雨水霜寒

新校正曰：按《五常政大論》「雨水傷寒」作「雨冰霜雹」。

晉蕃按：詳注文是王氏所見之本作「雨水雹霜」，王特改「水」從「冰」耳。據《六元正紀大論》「寒水勝火則爲冰雹」，則從王本作「雨冰雹霜」是，《五常政大論》「霜雹」二字亦應乙轉。

筋骨繇復

新校正曰：按《至真要大論》云：「筋骨繇併」，疑此「復」字，「併」字之誤也。

晉蕃按：作「繇併」是。「併」與「並」同《爾雅》《釋文》：「併字又作並」，《靈樞・根結》篇所謂「骨繇者，摇故也」。「筋骨繇併」，猶言「筋骨並摇」也《說文》「澮澮，水繇貌也」，段玉裁曰：「繇當作摇」。

五常政大論篇第七十

金曰審平，金曰從革，金曰堅成

宋沈作喆《寓簡》曰：《素問》敘五運平氣與太過不及之紀，金之平氣曰審平，不及曰從革，太過曰堅成，蓋金微不能爲政，但隨氣所勝革化而已，至其太壯則堅成而不受火令，皆非平和之氣也，此與《洪範》不同，或者《素問》爲是。

其候清切

《釋音》「清」作「凊」。

晉蕃按：注：「大涼也」，字宜作「凊」，但亦可借「清」爲之。《呂覽・有度》篇：「清有餘也」，《莊子・人間世》篇：「爨無欲清之人」，皆借「清」爲「凊」《莊子》《釋文》：「字宜從『冫』，從『氵』者假借也」。

沈霒淫雨

王夫之《説文廣義》：「霒晴」之「霒」從「雲」從「今」，「今」始有雲尚未雨也。古文省作「侌」，「侌昜」字本如此。加「𨸏」作「陰陽」者，則山南水北爲陽，山北水南爲陰，如岳陽、河陰之類是已。俗書概作「陰陽」，非也。

晉蕃按：《經》作「黔」，注作「陰」。《大戴禮記·文王官人》篇「考其霒昜以觀其誠」，注：「陰陽猶隱顯也。」《月令》「季春行秋令，則天多沉陰」，《經》《傳》皆以「陰」爲之。

其穀麻麥

程瑶田《九穀考》曰：《經》、注三「麥」字本皆「黍」字，後人因「火曰升明，其穀麥」而妄改之。不知麥之色赤已見上注，此注不應重見矣。《經》以「麥」「黍」二穀赤色可互取之，故於火本令中火穀取「麥」，金水令中火穀取「黍」，此古人之神明，後人所弗能及者。

其動堅止

晉蕃按：注「水少不濡則乾而堅止，藏氣不能固則注下而奔速」，詳注則「堅止」下有闕文。

其穀黍稷

新校正：本論上文「麥」爲火之穀，今言「黍」者，疑「麥」字誤爲「黍」也。雖《金匱真言論》作「黍」，然本論作「麥」，當從本論之文也。程瑶田《九穀考》曰：「黍」字不誤，林氏考之未審。

其令鳴顯

張琦《釋義》曰：「鳴」當作「明」。

晉蕃按：「鳴」與「明」同，古字通也。《釋名》：「名，明也」，《莊子》《釋文》引作「鳴也」。《文選·運命論》「里社鳴而聖人出」，字以「鳴」爲之，蓋「鳴」即「明」，不必改「鳴」從

「明」。惟注謂「火之用而有聲」，則未達「鳴」「明」之通，未免强爲之解耳。

其穀稻黍

新校正：本論上文麥爲火之穀，當言「其穀稻麥」。程瑶田《九穀考》曰：「黍」字不誤，林氏考之未審。

其穀黅秬

《六元正紀大論》作「□穀黅玄」。《氣交變大論》作「其穀秬」。

晋蕃按：王紹蘭曰《管子·地員》篇注：「《素問》言穀色黑者，或即目之爲秬。」《六元正紀大論》曰：「其穀黅玄」，而《五常政大論》則曰：「其穀黅秬」，《氣交變大論》亦曰：「其穀秬」，并以「秬」字作「黑色」字也。

能毒者以厚藥

顧炎武《廣韻正》引《素問》此文曰：「『能』讀作『耐』」。

六元正紀大論篇第七十一

太虚腫翳

新校正曰：詳《經》注中「腫」字疑誤。張琦《釋義》曰：「腫」當作「曛」，赤氣也。

晉蕃按：「腫」爲「曛」之爛文。下文「火發而曛昧」《楚辭·九章·思美人》篇：「與曛黄以爲期」。

瞋憤臚脹

晉蕃按：「憤」可借「膹」爲之，《至真要大論》「諸氣膹鬱」作「膹」，不作「憤」。「臚」，經籍通作「膚」。《易通卦驗》「人足陽明脉盛，多病臚腫」，則以「臚」爲之。

至真要大論篇第七十四

嘔而密默

張琦《釋義》曰：「密默」疑誤。

晉蕃按：《靈樞·五亂》篇：「氣亂於心則煩，心密默俛首静伏。」《孟子》「遏密八音」，注：「無聲也。」《楚辭》「默順風以偃仰兮」，注：「寂也。」寂亦無聲也寂，無聲之貌也。《文選·西征賦》注引《韓詩章句》。嘔本有聲《山海經》「薄魚其音如歐」，注云：「如人嘔吐聲也」，嘔而密默，謂嘔無聲也，爲上文「欬喘有聲」之對文。

又凡三十度也

張琦《釋義》曰：按《六元正紀大論》曰：「後皆三十度而有奇也」，此「又」字乃「後」字之訛。

晉蕃按：《禮記·文王世子》「以待又語」，注：「又語爲後復論説也。」

君一臣三佐五

晉蕃按：《本草經序録》作「一君二臣五佐」。

著至教論篇第七十五

誦而頗能解

《御覽》七百二十一引「誦」作「訟」，「頗」作「未」。

晉蕃按：《史記·呂后紀》「未敢訟言誅之」，《索隱》：「訟，誦説也。」蓋「誦」「訟」義同。詳注云：「言所知解」，是王氏所見之本作「頗能解」。但「誦而未能解」與下文「解而未能别，别而未能明，明而未能彰」文義一律，從《御覽》是。

疏五過論篇第七十七

凡未診病者

《醫心方》一引作「凡診病者」，無「未」字。

雖不中邪，病從内生

張氏琦《釋義》：二句應在「名曰失精」之下。

晉蕃按：《醫心方》一引此文楊上善注「脱榮傷也，有卑賤之辱；失精傷也，有貧悴之困。雖不中於外邪，形神苦之所致也」，先釋「脱營失精」，後釋「雖不中邪」二句，似《經》文本在「名曰失精」之下。

氣内爲寶

新校正云：按全元起本及《太素》作「氣内爲實」。

晉蕃按：《莊子·庚桑楚》「正得秋而萬寶成」，《釋文》：「元嘉本作『萬實』。」《説文》：「實，从宀从貫，貫貨貝也。」「實」之與「寶」義可通假。《靈樞·營氣》篇：「營氣之道，内穀爲寶」，《五藏別論》《平人氣象論》王注引之，「寶」亦作「實」近人《魏書校勘記·李惠傳》「得其實矣」，毛本「實」作「寶」，此則不可通耳。

五藏菀熟

義見《大奇論》篇。

徵四失論篇第七十八

更名自功

新校正云：按《太素》「功」作「巧」。顧氏炎武《唐韻正》四十四「有」引作「更名自巧」，與「咎」韻。

晉蕃按：下文王注：「何自功之有耶」，林校：「全元起本作『自巧』，《太素》作『自功』。」與此處二字互異。《管子・兵法》篇：「器械不巧」，《七法》篇作「器械不功」。《羣經音辨》曰：「善功曰巧。」「功」「巧」二字文異義同。

熟知其道

王注：今詳「熟」當作「孰」。《華嚴經音義》：「惟□，《爾雅》曰：『孰，誰也。』經本有加歷火者，非此用也。」

晉蕃按：《元魏滎陽鄭文公摩崖碑》、北齊馬天祥等《造像記》并借「熟」爲「孰」諸可寶《鄭文公碑跋》云：「《説文》『孰』即訓食飪義，無『熟』字，後人變隸加火形。《孟子》《荀子》《禮記》皆以『孰』爲『熟』，《史記》《周髀算經》《吕覽》始以『熟』爲『孰』，要知『熟』『孰』本是一字」。《靈樞·逆順肥瘦》篇：「夫子之問學熟乎」，《太素》同，楊上善注：「夫子所問所學從誰得乎」，是亦以「熟」爲「孰」也。

陰陽類論篇第七十九

專陰則死

《甲乙經》「專」作「摶」。

晉蕃按：「摶」與「專」同。盧氏文弨《鍾山札記》曰：「《昭廿年左氏傳》『若琴瑟之專一』，《釋文》云：『董遇本作摶，音同。』案：《史記·秦始皇本紀》『摶心揖志』，《索隱》云：『摶古專字。』引《左傳》『如琴瑟之摶一』以證之，正用董遇本也。《易·繫辭上》《傳》『其静也專』，《釋文》云：『陸作摶。』《史記·田完世家》『（韓）馮因摶三國之兵』，徐廣『音專』。」山陽吴氏玉搢云：「《管子·内業》篇『一意摶心』，亦專心也。」

上空志心

張琦《釋義》曰：「上空」，義未晰。

晉蕃按：王注謂「上控引於心」，是注作「控」也。《經》作「空」者，「空」字通。朱駿聲《説文通訓定聲》云：「『空』又爲『控』。《周禮·大祝》『三曰空首』，注：『拜頭至手，所謂拜手也。』按猶引也。」

頌得從容之道

王注：「頌」，今爲「誦」也。

晉蕃按：《後漢書·逸民傳》「專精頌詩」，以「頌」爲「誦」。

期在溓水

《釋音》：「溓」音「廉」。林校曰：楊上善云：「溓，廉檢反，水静也。」

晉蕃按：「溓」作「濂」。樓鑰《攻媿集》載晁以道説，唐本《説文》「溓」篆下較徐本多「又曰淹也，或以廉」七字，因引《素問》「期在溓水」之文，似《經》文「溓」字義取「淹」也段玉裁曰：楊上善注云：「溓，水静也」，於此義相近，字則從「廉」作「濂」。

方盛衰論篇第八十

合之病能

晉蕃按：「能」當讀爲「態」，詳《陰陽應象大論》篇。

解精微論篇第八十一

請問有毚愚仆漏之問

《太素·水論》篇「問」下有「其」字，「毚愚」作「俛遇」，「漏」作「偏」。林校：全元起本「仆」作「朴」。

晉蕃按：《晏子春秋》七「以淫愚其民」，《墨子》作「以淫遇民」。《莊子·則陽》篇：「匿爲物而愚不識」，《釋文》：「愚，一本作遇。」「愚」「遇」古字通。

引書目録

（共引書二百一十五種。按音序排列。括弧後爲該書在本文中出現的簡稱或别名）

一《白虎通》

二《抱樸子》

三《備急千金要方》（《千金方》《千金》）

四《本事方》

五《蒼頡篇》

六《茶香室經説》

七《重廣補注黄帝内經素問》（林億等新校正）

八《初學記》

九《楚辭》

十〇《春秋異文箋》

十一《春秋元命苞》

十二《春融堂集》

十三《大藏音義》

十四《大戴禮記》

十五《丹鉛雜録》

十六《地形志》

十七《讀書餘録》
十八《讀書雜誌》
十九《讀素問鈔》
二〇《方言》
二一《仿宋槧本素問校訛》（《校訛》）
二二《風俗通》
二三《干禄字書》
二四《古格言》
二五《古今鞋》
二六《穀梁傳》
二七《關尹子》
二八《管子》
二九《廣蒼》
三〇《廣雅》
三一《廣雅疏證》（《疏證》）
三二《廣志》
三三《癸巳類稿》
三四《國語》
三五《韓詩外傳》
三六《韓詩章句》
三七《韓子説林》
三八《漢書》
三九《漢書音訓》
四〇《後漢書》
四一《華嚴經音義》
四二《淮南子》
四三《黄帝内經明堂類成》（《内經明堂》）
四四《黄帝内經素問吴注》（《素問注》）
四五《黄帝内經素問校義》（《素問校義》）
四六《黄庭内景五臟六腑圖説》
四七《急就章》

四八《疾醫九臟考》
四九《集韻》
五〇《家語疏證》
五一《金匱要略》
五二《晉書》
五三《經傳釋詞》
五四《經典釋文》(《釋文》《經典》)
五五《經籍訪古志》
五六《經義考實》
五七《經義述聞》
五八《經義雜記》
五九《九穀考》
六〇《九經字樣》
六一《郡國志》
六二《考工記》
六三《孔子家語》
六四《困學紀聞》
六五《禮記隱義》
六六《禮説》
六七《隸續》
六八《兩漢刊誤補遺》
六九《列子》
七〇《靈樞》
七一《靈樞音義》
七二《六書音韻表》
七三《魯峻碑》
七四《吕氏春秋》(《吕覽》)
七五《履齋示兒編》
七六《論衡》
七七《脉經》
七八《脉經跋》
七九《毛詩古音考》
八〇《毛詩故訓傳》(《毛傳》《傳》)
八一《毛詩正義》

八二《孟子》
八三《墨子》
八四《南史》
八五《難經》
八六《廿二史考異》(《考異》)
八七《埤蒼》
八八《千金方考異》
八九《千金翼方》
九〇《前漢書》
九一《琴賦》
九二《青藤山人路史》
九三《磬折古義》
九四《群經音辨》
九五《群書拾補》
九六《群書治要》
九七《日損齋筆記》
九八《儒門事親》
九九《山海經》
一〇〇《山海經新校正》
一〇一《删繁論》
一〇二《傷寒例》
一〇三《傷寒直格》
一〇四《傷寒總病論》
一〇五《尚書》(《書》)
一〇六《神農本草經》(《本草經》)
一〇七《升庵集》
一〇八《聖濟總録》
一〇九《詩經》
一一〇《十經文字通正書》
一一一《十七史商榷》
一一二《十三州記》
一一三《拾雅》
一一四《史晨碑》
一一五《史記》

一一六《史記索隱》(《索隱》)
一一七《史通拾補》
一一八《釋穀》
一一九《釋骨》
一二〇《釋名》
一二一《書録解題》
一二二《舒藝室續筆》
一二三《水經注》
一二四《説文廣義》
一二五《説文解字》(《説文》)
一二六《説文解字注》
一二七《説文釋例》
一二八《説文通訓定聲》
一二九《説文校義》
一三〇《説文外編》
一三一《思益堂日札》
一三二《松峰説疫》
一三三《宋書》
一三四《宋志》
一三五《素問》王冰注本
一三六《素問》明《道藏》本
一三七《素問》宋本
一三八《素問》熊宗立本
一三九《素問》元槧本
一四〇《素問跋》
一四一《素問識》
一四二《素問釋義》
一四三《素問釋音》(《釋音》)
一四四《素問校勘記》(《校勘記》)
一四五《素問懸解》
一四六《素問訓解》
一四七《素問遺篇》
一四八《素問音義》
一四九《素問直解》(《直解》)

一五〇《太平御覽》(《御覽》)
一五一《太素》
一五二《太玄經》(《太玄》)
一五三《唐韻正》
一五四《通鑒釋文辨誤》
一五五《通俗文》
一五六《通雅》
一五七《銅人圖經》
一五八《外臺秘要》(《外臺》)
一五九《文選》(《昭明文選》)
一六〇《文子》
一六一《無極山碑》
一六二《吴仲山碑》
一六三《五經文字》
一六四《校餘偶識》
一六五《新譯華嚴經音義》(《華嚴經音義》)
一六六《學林》
一六七《荀子》
一六八《荀子雜誌》
一六九《晏子春秋》
一七〇《養新録》
一七一《一切經音義》
一七二《醫經原旨》
一七三《醫門法律》
一七四《醫心方》
一七五《醫學讀書記》
一七六《儀禮》
一七七《藝文類聚》
一七八《易》
一七九《易林》
一八〇《易通卦驗》
一八一《易通釋》
一八二《易緯》

一八三《易餘籥録》
一八四《繹史》
一八五《意林》
一八六《殷齋文集》
一八七《隱義》
一八八《與魏玉横論解㑊書》
一八九《玉篇》
一九〇《玉燭寶典》
一九一《寓簡》
一九二《御定佩文韻府》
一九三《御纂醫宗金鑒》
一九四《元魏熒陽鄭文公摩崖碑》
一九五《閲微草堂筆記》
一九六《雲笈七籤》
一九七《韻會舉要》
一九八《韻英》
一九九《造像記》
二〇〇《戰國策》
二〇一《鍼灸甲乙經》(《甲乙經》)
二〇二《鄭文公碑跋》
二〇三《中藏經》
二〇四《中誥孔穴圖經》
二〇五《中論》
二〇六《鐘山札記》
二〇七《周官新義》(王氏《新義》)
二〇八《周禮》
二〇九《周書》
二一〇《諸病源候論》(巢氏《諸病源候》、巢氏《病源》《巢源》)
二一一《莊子》
二一二《紫桃軒雜綴》
二一三《字林》
二一四《字書》
二一五《左傳》

田晉蕃小考

田晉蕃爲清末著名醫家，著有《田晉藩醫書七種》（子目爲《醫經類纂》《内經素問校證》《醫稗》《名家雜鈔》《田晉藩日記》《中西醫辨》《慎疾格言》），現存稿本，原藏於著名藏書家、醫史學家范行準先生的棲芬室，後范先生把含此書在内的大部分醫書捐獻給中醫科學院，故現存於中國中醫科學院。但關於田晉蕃的生平，學術界知之甚少，如李雲《中醫人名辭典》據《中醫圖書聯合目録》云：「田晉蕃，字杏邨。清代浙江會稽縣人，生平未詳。」故筆者不揣荒陋，撰此小文加以探討。

一、生卒年及籍貫

關於田晉蕃的生卒年，學術界没有探討。《中國中醫古籍總目》等只言《田晉藩醫書七種》現存「清光緒五年乙卯（一八七九）至清光緒十年甲申（一八八四）稿本」，這表明田晉蕃生活在光緒年間。但具體生卒年爲何呢？筆者有幸查到了紹興圖書館所藏田晉蕃《山陰田氏建造宗祠碑記》，此文落款爲「大清光緒二十九年歲在昭陽單閼三月上巳後二日二十二世孫晉蕃敬撰」，這表明，田晉蕃在光緒二十九年（一九〇三）時仍然在世。而蔡元培所撰《醫學叢書序》言：「田杏邨世丈精於醫而不營醫業……丈之卒也，在清光緒□年。」需要説明的是，《田晉蕃醫書七種》并未收録蔡氏序跋，劉時覺《中國醫籍續考·田晉蕃醫書七種》言：「是書前後無序跋，似系田氏讀書筆記，鈔輯整理著書精要而成。」故劉時覺《中國醫籍續考》亦没有收入此序。蔡序又表明，田晉蕃是在光緒年間離世的。光緒帝在位三十四年，於三十四年（一九〇八）十一月駕崩，故田晉蕃卒年應爲一九〇三—一九〇八年之間。至於田晉蕃的生年，限於資料還無法斷定。但田晉蕃兒子爲田寶祺，字春農，爲光緒十四年（一八八八）舉人，其生平見《越中歷代畫人傳》。而且田春農爲蔡元培先生的問業師，蔡元培鄉試填《齒録》時，「問業師」項第一位的就是「田春農夫子」。一八八八年，蔡元培先生已經二十周歲，田春農應該遠超這個年齡。那麽，田晉蕃在光緒十四年（一八八八）時至少四十歲左右，由此可以大致推斷其生年，其可能出生于道光年間。

關於田晉蕃的籍貫，學術界均認爲其爲浙江人，但祖籍何地，何時移入，學術界均無探討。田晉蕃《山陰田氏建造宗祠碑記》對此有詳細的介紹：「吾田氏系出蜀之峨眉山，宋建炎朝右正言耀卿公時扈蹕南渡，家于臨安，是爲我遷浙始祖。四世祖遁庵公複遷會稽下凰村，其後有鄉而城，遂籍山陰。溯自始祖以至曾祖霞軒公凡十有九傳。」田晉蕃爲田氏宗祠題聯原跋亦云：「先大夫于道光癸卯年，移居東觀坊，嘗懔懔于將營宫室宗廟爲先之義，時舉以詔小子焉。建炎中右正言，龍山公扈蹕南渡，居浙之臨安，由臨安而會稽、下凰而郡城，迄今垂七百年矣。」可見，田晉蕃祖籍四川，二十二世祖在宋代靖康之難時遷入浙江杭州，四世祖遷入紹興。

二、田晉蕃研究醫學之特點：儒學爲本，重視理論

田晉蕃家族「儒業相承，代爲士族」（《山陰田氏建造宗祠碑記》），故非常重視儒家道德。這影響到田晉蕃，如他非常重視宗族觀念，在他的努力下，終於興建了田氏宗祠。《山陰田氏建造宗祠碑記》詳細記載了此過程。他爲宗祠題聯曰：「鬼神惟德是依，溯至正間科第起家，累代儒門，慎勿爲鄉里浮薄頽風所染；士夫有田則祭，念遷郡後清寒繼世，數頃負郭，無非從祖宗艱難創業而來。」又聯曰：「膻薌敬祖，未免羊棗思親，祭而豐不如養之薄；大夫采蘋，差勝庶人薦韭，飽以德豈必享多儀。」又聯曰：「築爲宫室，設爲宗祧，牖户綢繆，實始東觀移宅日；思其居處，思其笑語，庭除瞻拜，如當南渡造家時。」

儒家思想不但使田晉蕃重視宗族觀念，也影響到他的治學，使他成爲越中名儒。近代名醫楊質安早年業儒，問業於他得以考中秀才。這種儒學修養也影響到他醫學著作的撰寫。田晉蕃共著有七種醫書，分别爲《医經類纂》《内經素問校證》《醫稗》《名家雜鈔》《田

晉藩日記》《中西醫辨》《慎疾格言》。《田晉藩日記》，劉時覺言：「查未見《田晉藩日記》，當佚。」《内經類纂》和《内經素問校證》關注醫學經典；《醫稗》關注筆記小説中的醫藥記述；《名家雜鈔》雜鈔諸名家言論；《中西醫辨》宏觀探討中西醫之别；《慎疾格言》著眼於養生。可見，田晉蕃主要關注於醫學理論，特别是醫學經典，這和臨床醫家有很大不同。蔡元培《醫學叢書序》就言：「田杏邨世丈精於醫而不營醫業，因得以悉力研求，一用清代漢學家法，廣學甄微，實事求是」，并舉例言：「其所著最浩博而有實用者，曰《醫稗》，仿鄭□《經稗》而作。蓋筆記小説之中，尚有關乎醫藥之記述，初非各家醫案所具，而試之或有奇驗，其書又率非醫家之所暇涉獵者。文積□十年之久，於流覽雜書之頃，取而録之，更准諸醫理，删其太無稽者。苟於醫理有小小之闕會，則雖其假記仙鬼之談，亦遇而存之，分類排比爲十卷，是皆往昔經驗之成績，不特供舊學者之檢閲，尤足以供新學者之參考而研究者也。其他著述，如《素問校義》等，雖卷帙無多，而要皆精審不苟，可以傳後。」

蔡序表明，田晉蕃是用「清代漢學家法」研究醫學。漢代學者特别是漢代古文經學者研究儒家經典時注重名物、訓詁，因而後世稱訓詁考據之學爲漢學。這種學術的根本特點在於「實事求是」「無徵不信」。蔡元培也指出，田晉蕃的醫學著作是「廣學甄微，實事求是」，并特别指出了其《醫稗》一書。其他著作也莫不如是。如《内經素問校證》更是如此，我們試舉一例，《上古天真論》「其民故曰樸」句，田晉蕃先云：「林校曰：别本『曰』作『日』」。胡氏澍《素問校義》曰：『曰』字義不可通，别本作『日』是也。『日』與《孟子·盡心》篇『民日還義之日』同義，言其民故日以樸也」；又加按語云：「晉蕃按：古人『日』『曰』二字同一書法，唐石經猶然。臧氏琳《經義雜記》曰：唐石經『日』字皆作『曰』，惟上畫滿爲『日』，上畫不滿，象氣出口爲『曰』，《釋文》遇二字可疑者加音切以別之。」爲了證明「曰」爲「日」，田晉蕃引用了林億、胡澍、臧琳等諸家文獻，這種爲了校勘一字廣泛收集材料不懼繁難，考證文獻力爭其全的方法鮮明地體現出無徵不信的漢學特徵。這種學風與田晉蕃豐富的藏書有很大關係。田氏是紹興望族，是所謂的「徐胡李田」四大家之一。故他收藏了大量的書籍，其中也包括了醫學典籍，有些甚至是醫學珍本，如王士雄的稿本《四科簡效方》。王氏病故後，《四科簡效方》散佈於世，他收購收藏後得以傳世。

儒者治醫，往往重視理論，不切實用。《續修四庫全書總目·經脉分圖》就言：「蓋自來儒者除詩文經術外，多喜究術數醫藥，以誇其博，然每偏理論，不切實用。」蔡元培也指出，田晉蕃是「精於醫而不營醫業」。那麽，田晉蕃是不是不懂臨床呢？不是。蔡元培日記裏記載了田晉蕃參與蔡妻治療的情況。一九〇〇年四月十八日，蔡元培妻子開始生病，經過趙鶴年、趙翼仙、何廉臣等人的治療，蔡元培的妻子更加病重，於是改請張樸山。「張樸山來診，言是熱入血室，用小柴胡湯」，對於這個診斷，蔡的好友朗仙雖然精通醫學，但「不能決，以問田杏邨丈」。可見，在衆人眼中，田氏是精通臨床的，但可惜的是田晉蕃的建議還没來得及實施，蔡元培的妻子就過世了。

三、田晉蕃父子與蔡元培的交往

研究田晉蕃的生平，有一個人不得不提，那就是蔡元培先生。蔡元培（一八六八—一九四〇），字鶴卿，又字仲申、民友、孑民，浙江紹興山陰縣（今紹興縣）人，中華民國首任教育總長，一九一六—一九二七年任北京大學校長，革新北大，開「學術」與「自由」之風，爲近代革命家、教育家、政治家。蔡元培的成才離不開田晉蕃父子的提攜。蔡元培在《醫學叢書序》中言：「余不通醫術，而二十年前，方治經學、文學，常奉手受教於丈及春農先生，且於丈著書之宗旨及方法，知之甚悉，義不能無一言。」話不多，但卻表明了蔡元培多向田氏父子學習的情況。

前文已經談到田晉蕃的兒子田春農是蔡元培先生的問業師，對於這位老師，蔡元培在自述中曾深情地説：「一八八六年我以田春農先生的介紹，往徐氏爲徐君以遜（名維則）伴讀，并爲校勘所刻《紹興先正遺書》《鑄史齋叢書》等……六叔父茗珊先生所有之書，許我隨意翻閱，如《説文通訓定聲》《章氏遺書》《日知録》《困學紀聞》《湖海詩傳》《國朝駢體正宗》《絶妙好詞箋》等，都是那時候最喜讀的書。於是就學作散文與駢文。每有所作，春農先生必大加獎勵，認爲可以造就，所以介紹我到徐氏，一方面固爲徐君擇友，一方面爲給我以讀書的機會，真是我生平第一個知己。」

蔡元培與田氏父子的感情之深，交往之多，從他所記的日記就可見一斑。僅以一八九六年（光緒二十二年）日記爲例，筆者把相關資料轉鈔整理如下：正月二十四日己未，晴，田春農先生來；正月二十八日癸亥，晴，田丈杏邨招飲；二月己巳，晴，訪田杏邨丈、春農先生；三月三十日乙丑，晴，春農先生來；四月十有四日己卯，晴，爲四言詩四章，挽田潤之封翁（又閬仙代作二章，凡六章）；十有六日辛巳，霽，黄昏雷雨，吊于田氏；二十四日乙丑，芒種，雨，未正初刻二分芒種五月節，得春農先生簡，屬重書挽詩；五月二日丙申，晴，吊于田氏；七月十有九日，訪春農；十月二十七日戊子，春農先生來；二十八日己丑，雨，至徐氏，見田杏邨丈。等等。從此日記可知，蔡元培與田氏父子幾乎每個月都有一次見面。值得注意的是，一八九六年，蔡元培已經是翰林院編修，不再需要時時向田氏父子問學，返家一段時間猶時時與田氏父子交往，可見感情之深。

最後要説的是，蔡元培先生雖然以革新著稱，歡呼新醫學，《醫學叢書》序就稱：「自歐化輸入，吾國始有所謂新醫學。新醫學者，以最新之科學爲根據者也。其言生理也，根據解剖、組織等學，非吾銅人圖之粗疏而訛謬也。其言病理也，根據種姓之遺傳，微生物之研究，各種儀器之測候，非若望問聞切之粗略，陰陽五行之説之儻恍也。其用藥物也，率皆擷其菁英以應用，其對證之一點，非若舊方之雜投、生藥互相克制，以病者之腸胃爲戰場也。故新醫學興，而舊醫學不得不衰歇。」但并不是完全否定中國傳統醫學，故《序》接著言：「我國醫術，自神話中已有神農嘗藥之説，大抵自發明以至今日，必在四千年以上。其經驗有時隨在可見。例如水中之微生物，昔人未之知也，而解渴必用沸水；養氣與炭酸氣之利害，昔人未之試驗也，衛生家有吐故納新之法。其他用藥已疾之道，暗合于新學理者，尚不可以僂指數。然則集數千年經驗之成績，以供新學家之參考而研究，其有裨益於醫學前途，必非淺鮮，蓋可知矣。」而蔡氏日記中，時時可見他借閲醫學典籍及收集醫方的記載，還以一八九六年爲例，四月六日「還徐評《葉氏臨證指南》」；十月九日「朗軒來，貽我《達生編》一册」；十日，徐以遜貽他「保産、催生兩方」。這種對醫學的態度恐怕也與田氏父子對其的影響有關。

總之，田晉蕃可能出生于道光年間，卒於光緒末年，以清代漢學家法研究醫學，呈現出儒者本色。他和兒子田春農都對蔡元培影響極大，是蔡元培先生早期的學術引導人之一。

《内經素問校證》校勘方法及成就

《内經素問校證》，作者田晉蕃，字杏邨，會稽（今屬浙江）人。清末著名醫家，中西醫匯通學派的先驅之一。著有《田晉蕃醫書七種》，包括《内經素問校證》《醫經類纂》《醫稗》《名家雜鈔》《中西醫辨》《田晉蕃日記》《慎疾格言》。本書爲《素問》校勘專著，不分卷。約成書於清光緒五年（一八七九）。該書依《素問》原編次序，選取有疑義的條文字句，對《素問》原文進行校勘，出校記四百九十餘條；并廣泛徵引醫學典籍、經史子集、文字音韻訓詁著作以證前賢校釋之是非，故名《内經素問校證》。本書内容豐富，資料翔實，論斷縝密，見解獨到，對學習、研究《内經》有較大參考價值。

本書二〇一〇年被國家中醫藥管理局列爲「中醫藥古籍保護與利用能力建設項目」之一。本文兹就其校勘内容、方法、成就研究如下。

一、本書校勘内容

本書先列《素問》原文，然後列校勘内容。就校勘者而言，校勘内容一是作者自己的校勘，一是引用前賢的校勘。

（一）作者自校

作者自校，是田晉蕃自己對《素問》所做校勘，這部分内容較少。例如，《金匱真言論篇第四》：「故病在五臟。」晉蕃按：「五」字疑衍，「夏氣者，病在臟」，見上文。《陰陽别論篇第七》：「一陰俱搏，十日死。」晉蕃按：古鈔本、元槧本「日」下有「平旦」二字。

（二）對前人校勘之論證

對前人校勘評論其是非，這是本書主體。可分爲如下四種論證。

1　證前人之校勘爲是。如《六節臟象論篇第九》：「爲陽中之太陰。」林校曰：「太陰，《甲乙經》并《太素》作少陰。」顧氏觀光《校勘記》云：「《靈樞·陰陽系日月》亦云肺爲陽中之少陰。」晉蕃按：《五行大義》引亦作「陽中之少陰」，與《靈樞》及林校同。尤氏怡《醫學讀書記》云：「《素》以肺爲太陰者，舉其經之名；《靈》以肺爲少陰者，以肺爲陰臟而居陽位也。」

2 證前人校勘爲非。如《五常政大論》篇第七十：「其令鳴顯。」張琦《釋義》曰：「鳴當作明。」晉蕃按：「鳴」與「明」同，古字通也。《釋名》：「名，明也」，《莊子》《釋文》引作「鳴也」。《文選・運命論》「里社鳴而聖人出」，字以「鳴」爲之，蓋「鳴」即「明」，不必改「鳴」從「明」。惟注謂火之用而有聲，則未達「鳴」「明」之通，未免强爲之解耳。

3 補前人校勘之不足。如《脉解篇第四十九》：「所謂色色不能久立久坐。」新校正云：「詳『色色』字疑誤。」晉蕃按：《太素》作「邑邑」是也。《楚辭・遠逝》：「風邑邑而蔽之。」注：「微弱貌。」義與不能久立久坐合。《醫心方》十九《札記》、真本《黄帝内經明堂》卷二「中府主胸痛，惡清，胸中滿，色色然」，楊上善注：「色色，惡寒狀。」有本作「邑邑」，亦可以征「色」「邑」互訛也。

4 提出新的校勘見解。如《生氣通天論篇第三》：「故聖人傳精神。」俞氏樾《讀書餘録》曰：「王注曰：『夫精神可傳，惟聖人得道者乃能爾。』按王注非也。『傳』讀爲『摶』，聚也。摶聚其精神，即《上古天真論》所謂精神不散也。《管子・内業》篇『摶氣如神，萬物備存』，尹知章注：『摶謂結聚也』，與此文語意相近。作『傳』者，古字通用。」晉蕃按：《徵四失論》「所以不十全者，精神不專」，則此「傳」字當讀爲「專」，猶言精神專一也。《論語》《釋文》引鄭注「魯讀『傳』爲『專』」是其例。俞讀爲「摶」，「摶」即「專」字，《索隱》云：「摶，古

『專』字，古書多以『摶』爲『專』。」王氏念孫《讀書雜誌》於《管子·立政》篇詳言之。

二、本書的校勘方法

《素問》校勘，前賢已做了大量卓有成效的工作。本書能在《素問》校勘方面取得更大成績，與作者廣博的學識、深厚的功力、扎實的工作以及四校方法的純熟運用是分不開的。

（一）本校

1 據上下文例

《痿論篇第四十四》：「故肺熱葉焦。」鈔《太素·五臟痿》篇、《甲乙經》十「肺」下并有「氣」字。晉蕃按：以下文「心氣熱肝氣熱」例之，當有「氣」字。又按：「焦」讀爲「瘁」。《廣雅》「瘁，縮也」。王氏念孫《疏證》云：「與《魏策》『衣焦不申』字異而義同。」吴師道注：「焦，捲也。」「肺氣熱葉焦」，謂肺氣熱則葉捲縮也。

《脉解篇第四十九》：「言少陽盛也，盛者心之所表也。」《太素》「盛」俱作「成」。晉蕃按：以上下文「寅，太陽也」，「陽明者，午也」之例，「盛」當作「戌」。《太素》作「成」者，與「戌」形近而訛，遂輾轉以「盛」爲之。《刺腰病》篇「成骨」，《甲乙經》作「盛骨」。觀下文王注曰：「其墓於戌，故曰少陽戌也」，顧氏觀光謂：「心屬君火，無爲，由少陽相火而表著」，故曰：「戌者，心之所表也。」

2 據本書用詞

《上古天真論篇第一》：「筋骨解墮。」陸氏懋修《素問音義》曰：「解與懈通。懈，解也，骨節解緩也。『墮』與『惰』通。《大戴禮·盛德》篇『小者偷墮』，墮，解墮也。《禮·月令》『季秋行春令，則民解惰』」。晉蕃按：《靈樞·癲狂》篇「骨酸體重，懈惰不能動」，正作「懈惰」。

《刺腰痛篇第四十一》：「頭几几然。」新校正云：「按《太素》作『頭沈沈然』。」晉蕃按：《靈樞·雜病》篇亦作「沈沈」。

3 據本書王冰注

《五臟生成篇第十》：「此五臟所生之外榮也。」《難經·六十一難》滑注引「所生」作「生色」。晉蕃按：上文王注：「是乃真見生色也」，作「生色」是。

《舉痛論篇第三十九》：「故脅肋與少腹相引痛矣。」晉蕃按：《太素》「引脅與少腹矣」，詳王注：「脉急引脅與少腹痛也」，是王氏所見之本與《太素》同。

（二）對校

《上古天真論篇第一》：「年半百而動作皆衰者。」晉蕃按：《經籍訪古志》、鈔宋本《内經》「半」上有「至」字，與《太素》《千金》同。

《四氣調神大論篇第二》：「天明則日月不明，邪害空竅。」《太素》「天明」作「上下」。晉蕃按：《太素》作「上下」是也。上文「藏德不上，故不下也」，此承上文而反言以明之，故云「上下則日月不明，邪害空竅」。若如王本上文言「天氣，清浄光明者也」，此言「天明則日月不明，即邪害空竅」，義不相背乎？「天明」字殆涉上下文而誤。

（三）他校

《上古天真論篇第一》：「以欲竭其精，以耗散其真。」晉蕃按：宋張君房《雲笈七籤》三十二引「耗」作「好」。

《四氣調神大論篇第二》：「夏爲寒變。」晉蕃按：唐胡愔《黄庭内景五臟六腑圖説》作「夏爲寒變」，與《素問》同。

（四）理校

1 據文理

㈠文不重複例

《痿論篇第四十四》：「則皮毛虚弱急薄。」《甲乙經》無「皮」字。鈔《太素·五臟痿》篇「虚」作「膚」。晉蕃按：「膚」，《説文》訓「皮」。既云「皮毛」，又云「膚」，文義複出，殆字形相涉而誤。

㈡同義複詞例

《奇病論篇第四十七》：「人有重身。」晉蕃按：《詩・大明》箋：「重謂懷孕也。」陳氏奂曰：「懷子曰重。」今江蘇有此遺語。「身」，古「㑗」字。《玉篇》：「㑗，妊身也。」《廣雅》：「身，㑗也。」「重」與「身」同義，古人自有複語耳。

㈢詞義對舉例

《風論篇第四十二》：「食寒則泄，診形瘦而腹大。」《千金方》八「泄」上有「洞」字，《聖濟總録》「診」注屬上句。晉蕃按：「洞泄」「泄注」，文異義同。「食寒則洞泄」，與「失衣則䐜脹」相對成文，「診」字涉上文而誤。

《四時刺逆從論篇第六十四》：「血氣内卻。」晉蕃按：王注：「卻，閉也。」字亦作「郄」。《靈樞・歲露論》「腠理郄」與「腠理開」相對爲文，故訓爲「閉」。

㈣經典用詞例

《四氣調神大論篇第二》：「萬物命故不施。」晉蕃按：「施」即《管子・地員》篇「鳥獸安施」之「施」，尹注云：「施謂有以爲生」，與王注同義。

《病能篇第四十六》：「奪其食即已。」晉蕃按：《左氏・桓二年傳》「皆有等衰」，注「衰，殺也」，是「衰」有「減損」之義。觀王注曰：「食少曰節去其食」，似王氏所據之本作「衰」也。《風論》「其寒也則衰食飲」，以食少爲衰，古語如是。

㈤文字通假例

《大奇論篇第四十八》："肺之雍。"林校曰："詳肺雍、肝雍、腎雍，《甲乙經》俱作'癰'。"晉蕃按："雍""癰"字古通。《史記·孔子世家》"雍渠"，《孟子》作"癰疽"。翟氏灝《四書考異》曰："'癰疽'即'雍渠'，以聲同通借耳。"

《大奇論篇第四十八》："脉至如弦縷。"俞氏正燮《癸巳類稿》"弦"作"懸"，注云："懸縷，一作'弦縷'。"晉蕃按：《通評虚實論》"脉懸小者何如？"《脉經》"懸"作"弦"。《水經·河水注》引黄義仲《十三州記》云："'弦'聲近懸，故以取名。""弦"之作"懸"，殆亦以聲近而通也。

㊅音近致誤例

《風論篇第四十二》："其則身汗。"《聖濟總録》"汗"作"寒"。晉蕃按："寒""汗"音近而轉。周壽昌《思益堂日札》曰："《宋書·鮮卑吐谷渾傳》'樓喜拜曰：處可寒'，'可寒'即'可汗'。"

《痿論篇第四十四》："居處相濕。"《甲乙經》十"相"作"傷"。晉蕃按：《甲乙經》作"傷"是也。《禮記·祭法》"相近於坎壇祭寒暑也"，鄭注："'相近'當爲'禳祈'，聲之誤也。"臧氏琳云："'禳'字從'襄'，'襄'與'相'聲亂。""相"當爲"傷"，猶"相"當爲"禳"之例，亦聲之誤也。張氏琦《釋義》謂"居處"四字有誤，由未識"相"之爲"傷"耳。段氏《六書音韻表》"相""禳""傷"同在十部。

㊆形近致訛例

《上古天真論篇第一》：「真牙。」夏氏味堂《拾雅》曰：「《儀禮·既夕禮》『實貝柱右𩕳左𩕳』，《素問·上古天真論》『故真牙生而長極』，蓋真與𩕳通。」晉蕃按：《周禮·典瑞》注：「柱左右顛」，《釋文》曰：「顛，《儀禮》作『𩕳』。」《説文》無「𩕳」字，「顛」即「𩕳」也。《經》作「真」，殆「顛」之爛文。

《調經論篇第六十二》：「孫絡水溢。」晉蕃按：作「外」是也。漢建甯二年《史晨碑》、熹平二年《魯峻碑》，「外」字并作「外」，與「水」字形相涉而誤也。

㈧俗字致衍例

《風論篇第四十二》：「善怒嚇赤色。」新校正按：「《甲乙經》無『嚇』字。」晉蕃按：「嚇」爲「赫」之俗字。《一切經音義》一引詩「反予來嚇」，今詩作「赫」。《孝經》《釋文》：「赫，本又作『赤』。」傳寫者涉下「赤」字而誤衍。

㈨古字省文例

《痿論篇第四十四》：「主閏宗筋。」《甲乙經》「閏」作「潤」。顧氏觀光《校勘記》曰：「『閏』即『潤』字。」晉蕃按：宋王觀國《學林》曰：「古文篆字多用省文及變篆爲隸，亦或用省文者，循古文耳。《禹貢》『東過洛汭』，《漢書·溝洫志》『汭』省水作『内』，《禹貢》『濰淄其道』，《漢書·地理志》『濰淄』省水作『惟（《史記》爲「維」——作者自注）甾』。」《經》文「潤」作「閏」，亦猶「汭」之作「内」、「濰淄」之作「維甾」，循古之省文也。

《病能篇第四十六》：「使之服以生鐵洛爲飲。」晉蕃按：《本草經》作「鐵落」。《經》作

「絡」者，字之省，如《左傳・閔元年》「公及齊侯盟於落姑」，《公羊》《穀梁》作「洛」是也。「爲飲」當從《經》，不當從皇甫本，觀上文「奪其食即已」，知非「爲後飯」也。

2 據醫理

《刺腰痛篇第四十一》：「痛如小錘居其中。」新校正曰：「按《太素》『小錘』作『小鍼』。」晉蕃按：「錘」當作「鍼」。此腰痛爲足少陽别絡之病，上文「少陽令人腰痛，如以鍼刺其皮中」，故知作「鍼」是也。

《調經論篇第六十二》：「涇溲不利。」新校正云：「按楊上善云『涇作經，婦人月經也』。」晉蕃按：《靈樞・本神》篇「涇」亦作「經」，但注引《鍼經》則作「涇」，是王氏所見之《靈樞》作「涇」不作「經」也。形有餘指脾氣實，王訓「涇」爲「大便」，作「涇」是。

校勘方法某種程度上決定了校勘成果的可信度。觀本書校勘方法之純熟，考據之嚴密，足見本書之價值。

三、本書主要成就

（一）旁徵博引，資料翔實

《戴東原集》卷九《與是仲明論學書》言：「僕聞事于經學，蓋有三難：淹博難，識斷難，精審難。」欲達識斷、精審，第一在佔有材料，充分吸取前人成果，站在巨人肩膀上進一步。

本書之成就，首在充分佔有材料。

《素問》校勘之作，可謂多矣。然有在醫籍者，有在文史者，有在小學校勘著作者。收集齊全，洵非易事。本書引用《素問》校釋之書之多，令人驚歎。如楊上善《太素》、《素問》王冰注、林億新校正、無名氏《素問釋音》、胡澍《素問校義》、日本澀江全善及森立之《經籍訪古志》、俞樾《讀書餘録》、陸懋修《素問音義》、顧觀光《校勘記》、日本丹波元簡《素問識》、張琦《素問釋義》、黄元御《素問懸解》、滑壽《讀素問鈔》、尤怡《醫學讀書記》、明吴昆《素問注》、顧炎武《唐韻正》、段玉裁《説文解字注》、朱駿聲《説文通訓定聲》、王筠《説文釋例》、吴謙《醫宗金鑒》、錢熙祚《素問跋》、高世栻《素問直解》、杭世駿《與魏玉横論解㑊書》、馬蒔《黄帝内經素問注證發微》、沈彤《釋骨》、馮一梅《疾醫九藏考》、馮承熙《校餘偶識》、張文虎《舒藝室續筆》、俞正燮《癸巳類稿》等三十餘種。其他引證之書如經書有《周易》《尚書》《周禮》《儀禮》《禮記》《左傳》等，史書有《史記》《漢書》《三國志》等，文字音韻訓詁學著作如王念孫《廣雅疏證》、王引之《經傳釋詞》、程瑶田《九穀考》、錢大昕《養新録》等，可謂衆美兼備，搜羅殆盡。僅就這些資料而言，已足夠啟發後學。

（二）慧眼獨具，識斷精審

本書不惟資料豐富，更在其慧眼獨具，識斷精審。例如，《上古天真論篇第一》：「幼而徇齊。」《孔子家語》《大戴禮》「徇齊」并作「叡齊」。晉蕃按：《戰國策》「中國者，聰明睿智之所居也」，《史記·趙世家》作「徇智」，「叡」與「睿」同。「睿」可作「徇」，故「徇」可作「叡」。元黄溍《日損齋筆記》曰：「《史記》『黄帝幼而徇齊』，《家語》《大戴記》并作『叡齊』。司馬貞曰『徇，亦作濬』，蓋以『徇』與『濬』音相近、『濬』與『叡』文相近而言也。」又曰：「『濬』當讀爲『迅』，則又因裴駰訓『徇』爲『疾』，而以『迅』爲『疾』義相近而言也。」

《陰陽别論》篇第七：「三陽在頭。」晉蕃按：「頭」當作「頸」。王注：「頸謂人迎，人迎在結喉兩旁，一寸五分」，《靈樞·寒熱病》篇：「頸側之動脉人迎」，然則人迎在頸，非在頭也。《説文》「項，頭後也」，《玉篇》作「頸後」，《文選·洛神賦》注引《説文》作「頸也」，蓋二字傳寫易訛也。

本書此類校勘甚多，有的發前人之未發，有的補前人之未備，有的改正前人之非，有的證前人之是，皆引證豐富，考據詳審，論證精當，故於後學啟發之處良多，實爲學習、研究《素問》必備之參考書。

作者簡介

黄作陣，男，一九六二年四月十五日生，湖南澧縣人。一九八四年獲北京師範大學文學學士學位，一九八七年獲北京中醫藥大學醫學碩士學位，二〇〇六年獲北京中醫藥大學醫學博士學位。一九八七年至今在北京中醫藥大學基礎醫學院醫古文教研室工作，擔任全校各專業醫古文、大學語文、古代漢語的教學任務，并從事中醫文獻的整理研究。先後擔任醫古文教研室主任、醫學人文系副主任十餘年。現爲北京中醫藥大學基礎醫學院教授，博士研究生導師。

主編教材有全國中醫藥行業高等教育「十二五」「十三五」規劃教材《大學語文》、北京市精品教材《醫古文》（高職高專）、《醫古文考試必讀》《大學語文與醫古文》（北京中醫藥大學專用教材）等；校勘整理的中醫古籍有《内經素問校證》《醫林正印》《老老恒言評注》、日伊沢榛軒《傷寒論講本》、日山田業廣《金匱要略集注》《傷寒明理論》（考注）、《中藏經校注》《臨證指南醫案校注》《古今醫案按校注》等。

張戬，女，一九七七年生，遼寧興城人。北京師範大學文學博士，現任北京中醫藥大學基礎醫學院講師，從事醫古文、中醫文獻學、中國古典文化及文學的教學與科研工作。整理校勘中醫藥古籍多部。

楊東方，男，一九七八年生，博士，北京中醫藥大學副教授，碩士研究生導師，中華中醫藥學會醫古文研究分會秘書長。以第一作者身份在《中國科技史雜誌》《北京中醫藥大學學報》等刊物上發表論文四十餘篇。出版《明清士人的世俗生活》（入選教育部高等學校社會科學發展研究中心「高校人文學術成果文庫」）、《吕留良醫論醫案集》等著作多部。主持國家社科基金（清代整理中醫藥文獻研究）、教育部人文社科基金（《四庫全書總目·醫家類》研究）等課題多項。